腎臓病診療 30 年以上の専門医だから伝えられる治療に直結する腎臓病の真実

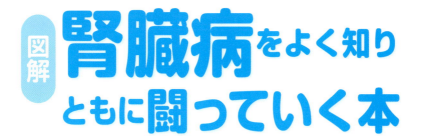

図解 腎臓病をよく知り
ともに闘っていく本

横浜市立市民病院 腎臓内科 部長
昭和大学医学部 腎臓内科学 客員教授
慶應義塾大学医学部 客員講師
岩崎 滋樹

桜の花出版

# はじめに

> 腎臓病の本来の姿を知ることにより、
> 一人ひとりにあった腎臓病の悪化を防ぐお手伝い
> ができるために

この本は、腎臓病の悪化を防ごうと一生懸命大変努力している多くの患者さんとお話ししている中で、腎臓病の本来の姿がわからず

- 必要以上の努力をされ疲れてしまった方々
- 努力の方向性が異なり、努力が報われていない方々
- 情報過多で何をどうしたら良いか混乱している方々
- 逆に、あと一息頑張れば良い結果を生むだろうと思われる方々

のために少しでも役立てられればとの思いで作りました。一人ひとりにあった腎臓病の悪化を防ぐお手伝いができるためには、一人ひとりの腎臓病の種類や病状が異なることから、腎臓病の本来の姿を知っていただくことが最適であると考えました。

そして、各々の患者さんにあった腎臓病治療をお手伝いするために「市民公開講座」や「腎臓病教室」を実施してきました。

10数年にわたる「腎臓病教室」と30有余年の診療経験で感じた手応えから、

**「透析に至らない、もしくは透析になるべくさせない実感」**

をこの本を通じて広く皆さま方と共有できればと思いました。

本著は、横浜市立市民病院で実施されている秘伝の「腎臓病教室」を実況中継に近い形でお届けすることを目標に書かせていただきました。

　また、一部は講演だけでは完璧に理解しづらいと思われるところを丁寧に補足したつもりです。日々多くの患者さんと接してきた経験から、ご本人のみならず、旦那様、奥様、そして、ご家族の方々に、腎臓病の本質を理解していただくことが、結果として患者さんの腎臓病の治療効果に大きく影響したという実感を持っています。そのためお忙しいご家族の方にも短時間で容易にイメージし易く、共感しやすい形で提供できるように心がけました。

　本書が、患者さんのみならずご家族にとって、腎臓病の本来の姿を知ることにより、一人ひとりにあった腎臓病の悪化を防ぐお手伝いができるための第一歩になることを祈念しております。

　まずは手にとっていただき、ご興味のあるテーマからでも読み進めていただければ幸いです。

岩崎　滋樹
横浜市立市民病院 腎臓内科 部長
昭和大学医学部 腎臓内科 客員教授
慶應義塾大学医学部 客員講師

# 目次

　　はじめに　　2

## 1章　腎臓病といわれたら
　　腎臓病教室の始まり　　12
　　世界腎臓の日　どうして注目されたのか？　　14
　　腎臓病の患者数は推定1,330万人　　15
　　末期腎不全患者と糖尿病は全世界で増加中！？　　16
　　腎臓病に対して専門医が少なすぎる　　17
　　名前からしてわかりづらい腎臓病　　18
　　〈参考〉糸球体疾患のWHO分類　　20

## 2章　腎臓を守ることが命を守ること
　　腎不全での死亡は他と比べると少ないのか？　　22
　　腎臓病患者さんは普通の人より4倍死亡率が高い？　　24
　　腎不全患者さんは、腎不全死でなく
　　心筋梗塞や脳卒中で亡くなることが多い！　　26
　　どうして慢性腎臓病で心臓血管死亡が多いのか？　　28
　　透析患者さんは心筋梗塞の発症が多い　　29
　　なぜ年齢とともに脳卒中や心筋梗塞が増えるのか？　　30
　　加齢 ≒ 血管の老化＝動脈硬化 ≒ 腎機能低下　　31
　　腎臓を守ることで、動脈硬化を抑制して寿命を永らえる　　32
　　10歳年を取ることで上昇するはずの
　　死亡リスクを軽減するには？　　33
　　＜コラム＞急性腎炎と慢性腎炎は全く違う病気　　34

## 3章　透析にならないためには、どうすれば良いかわかってきた
　　新しい概念　慢性腎臓病　　36

慢性腎臓病（CKD）の重症度分類　37
この10年で明らかな腎臓病治療の進歩あり　　38
透析にならない　死亡しないためには
どうすれば良いかがわかってきた！！　40
＜コラム＞ことわざ：敵に塩を送る　42

## 4章　腎臓の状態をきちんと知るために

腎障害の最初の変化は尿異常　44
タンパク尿の量で腎臓病の進行速度が決まる　45
尿沈渣は腎臓の状態を示す鏡のようなもの　46
eGFR(推定糸球体濾過量)とCKD重症度分類　48
血清クレアチニン値から見た腎機能低下　50
＜コラム＞効率よく濃縮尿をつくるシステム　52

## 5章　腎臓病の原疾患（診断）はどうすればわかるか？

腎臓はどこにあるの？　54
腎臓の中はどうなっているの？　56
治療を目指した治療を受けるには正確な診断が必要　58
腎臓病の原疾患の確定のためには　59
腎生検とは？　60
腎生検の実施基準と合併症　62
腎生検（入院）の実際　63
＜コラム＞腎生検のあと、なぜしばらく体をねじらないように言われるのか？　66

## 6章　ネフローゼ症候群の意外な真実

何とか腎炎・ネフローゼ症候群と言われたら　68
慢性腎炎症候群とネフローゼ症候群との関係は？　70

ネフローゼ症候群は特別な病気なの？　72
ネフローゼ症候群とは体で作られるタンパク質より、尿中に失われるタンパク質が多くなる病態　73
ネフローゼ症候群の診断基準　74
ネフローゼ症候群でなぜ高脂血症になるのか　75
なぜ怖い！ネフローゼ症候群　76
＜コラム＞ ステロイドの副作用ムーンフェイス（満月様顔貌）は減らせるか？　78
ネフローゼ症候群で起こる３つの怖いこと　79
ネフローゼ症候群で免疫機能低下　84
うっかり見過されがちな血栓症　85
ネフローゼ症候群の治療　87
ネフローゼ症候群の食事療法　89
ネフローゼの食事療法はなぜ低タンパク食　90
低タンパク食は腎臓の自己修復力を助ける　91
ネフローゼ症候群の治療は
「壊れたふるい」の修理と同じ　92

## 7章　腎臓の驚くべき能力の数々！

腎臓の機能は老廃物の排泄だけじゃない！　94
進化で獲得した腎臓の機能　95
腎臓の適応：陸の上は水や塩が少ない　96
腎臓の適応：陸の上はカルシウム不足　98
腎臓の適応：重力に耐える体づくり　99
腎臓での赤血球産生の調節　100
腎性貧血とエリスロポイエチン産生細胞　101
腎臓のすばらしい機能のまとめ　102

## 8章　腎不全になるとどうなるの？

腎不全とは？　104

腎不全（慢性腎臓病）の症状　　105
　　夜中にトイレに起きることはありませんか？　　106
　　夜中にトイレに起きることを減らすには　　108
　　腎不全によって体は錆びついた機械のようになる　　109
　　カリウムは特別に危険　　110
　　腎不全：適切な内部環境に合わせられなくなること
　　高血圧・骨粗鬆症・腎性貧血　　111
　　腎不全の症状のまとめ　　112

## 9章　腎臓病の予想外の悪くなり方を知っておこう

　　慢性腎炎はどのように悪くなっていくのか？　　114
　　実際の慢性腎炎（IgA腎症）の悪くなり方　116
　　クレアチニンが2を超えると4年以内に透析になる？　　120
　　＜コラム＞腎生検のお話がでないとき　　122

## 10章　腎臓の負担を減らせたら　びっくりした結果が！

　　どうして最後に腎機能が
　　急速に悪くなっていくのか？　①　124
　　どうして最後に腎機能が
　　急速に悪くなっていくのか？　②　126
　　もし腎臓の負担を減らせたら、びっくりした結果が！　　129
　　どの食事が腎臓の負担になるのか？　　130
　　腎臓の悪くなり方のまとめ　　132
　　腎機能悪化因子とは何か？　　133
　　＜コラム＞　効率よく血圧を上げるシステム　　135
　　＜コラム＞　何を食べたらいいんでしょうか？　　136

## 11章　透析にならないために行うことは？

　　食事療法で何よりも重要なことは？　　140

対策1　食事療法　　　　　143
減塩の重要性　　　145
対策2-1　降圧の重要性　　　　146
対策2-2　血糖コントロールの重要性　148
対策2-3　感染、脱水は、腎臓の悪化因子　149
対策3　尿タンパクを1g以下にする重要性　151
対策4　腎不全に伴う諸症状の改善　　　153
透析療法は劇的に進歩をとげたがまだ完全ではない 154
慢性腎臓病　増悪因子番付 155

おわりに　　　　　156

## ＊この本の読み方、使い方＊

この本は、
腎臓の働き、治療の方向性、食事療法（低タンパク食）の
重要性などを、イラストや図、表で直感的に把握すること
を目的にしています。

患者さんや家族の方に
看護師さん・栄養士さんの患者さん指導に
臨床研修医の病態把握に役立つ本です。

専門的な内容も含んでいるため、難しい、わからない箇所
があると思う方もいらっしゃるかもしれません。
そのときは読み飛ばしてください。
まずはこの本で、効率的な腎臓病治療の全体像を
把握していただければと思います。
興味がわいたどこからでも読み始められます。

# 1章
# 腎臓病といわれたら

　腎臓病といわれた方、多くの方は健診などでタンパク尿・血尿を指摘されたり、軽度の腎機能障害を指摘され大変驚かれたことと思います。
　腎臓は当初の障害に対して自分自身で対応して症状を出さない「沈黙の臓器」といわれています。でも放っておくと最後に牙をむき生命に重大な影響を与えます。まだ「無症状」の方も多いと思いますが、これから皆さんと一緒に勉強していきましょう！

# 腎臓病教室の始まり

## 皆さん、こんにちは。
## これから腎臓病教室を始めます。

### 最初に腎臓病と聞いて思いつかれたイメージは何ですか？

　腎臓病は、癌や糖尿病、肺炎、心筋梗塞、胃腸炎などと比べて非常にイメージがしにくい病気です。
- **腎臓が痛むこともありません。**また、
- **すぐには症状が出ません。**急性腎不全[*1]や一部の特殊な病気[*2]を除いて、**数年から十数年かけてゆっくり進行しますので、病気の悪化を自覚しづらい**のが現状です。

　それでも年に数人は、当院に紹介された時点で、透析直前という方がいらしたり、中には「風邪ですか」と来院された方の中にも末期腎不全[*3]の方がおり、驚かれることがままあります。ここにいらしている皆さまは、腎臓病におかかりの方か、ご興味がある方々であると思います。この本を通読されれば「腎臓病通」になることは間違いありません。
　私は退屈させないで読了できるようにご案内するつもりですので、これから頭の中を空にして、一から学んで行きましょう！

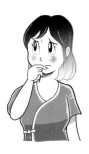

腎臓病って
どんな病気なの？
軽い病気なの？
重い病気なの？

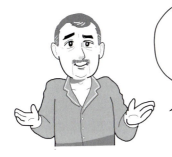

さあ大変だ、死んじゃう？
透析は大変だけど、
なんとかなるさ。
透析では死なないよ

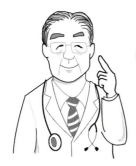

がんや糖尿病には
やたら詳しい人がいるのに、
腎臓病に詳しい人は
見たことがない

*1　急性腎不全（急性腎障害）とは、何らかの原因により腎機能が急激（数時間から数週間）に低下し、その結果、高クレアチニン血症（血清クレアチニンの高値）、高窒素血症（血中尿素窒素の高値）、体液中の水・電解質異常などが起こり、体の内部環境の維持ができなくなった状態です。原因は、大量出血などによる急激な血圧低下や脱水、ショック、心筋梗塞などによる腎臓への血流低下による**腎前性急性腎不全**と尿管結石や前立腺肥大そして尿路の癌などの尿路閉塞により尿が出せなくなる**腎後性急性腎不全**。そして急性糸球体腎炎、急性尿細管壊死（ATN）、抗癌剤、造影剤などの薬剤、溶血性尿毒症症候群、横紋筋融解症などで腎自体が障害されるのが**腎性急性腎不全**。
　また尿量の減少を伴う**乏尿性（ぼうにょうせい）急性腎不全**（尿量が４００ml/日以下）と伴わない**非乏尿性急性腎不全**とに分けられます。

*2　急速進行性糸球体腎炎（rapidly progressive glomerulonephritis、RPGN）は、糸球体腎炎のうちで数週から数カ月の短い期間に急速に腎機能が低下する病気をいいます。抗好中球細胞質抗体（ANCA）による血管炎や糸球体の基底膜に対する抗体（抗糸球体基底膜抗体）による糸球体腎炎が有名です。
*3　末期腎不全は、腎臓疾患の最終段階で腎臓が日常生活に必要な機能を十分に果たせない状態、すなわち透析直前を意味します。

# 世界腎臓の日
# どうして注目されたのか？

　皆さん、「世界腎臓の日 *4」を耳にしたことありますか？　数ある病気の中で、早々と腎臓病が取り上げられたのには、大きな理由があります。
　それは**末期腎不全患者（透析患者）の急増**です。
▼下のグラフのように、**日本の透析患者さん**は、2015 年末で約 32 万 5 千人、世界腎臓の日が提唱された 2006 年末でも約 26 万 4 千人と**日本人の 400 人に 1 人**は透析治療を受けており、慢性透析患者さんの数が急増しており大変な状況となっています。

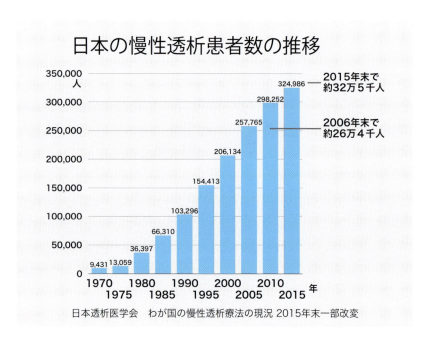

日本透析医学会　わが国の慢性透析療法の現況 2015年末一部改変

*4 「世界腎臓の日」
腎臓病の早期発見と治療の重要性を啓発する国際的な記念日として、2006 年に国際腎臓学会（ISN）と腎臓財団国際協会（IFKF）によって共同で提案され、毎年 3 月の第 2 木曜日が「世界腎臓の日」とされています。

# 腎臓病の患者数は推定 1,330 万人

　慢性の腎臓病患者さんも、推定 1,330 万人 [*5] で、日本人の 1 割以上を占めています。
　治療が必要とされる患者さんだけでも約 600 万人と推測されており、その数の多さから「新たな国民病」とも言われています。慢性の腎臓病は、透析の予備軍でもあり、自覚症状が少ない病気であることなどから、その危険性はまだまだ十分に知られているとは言えません。

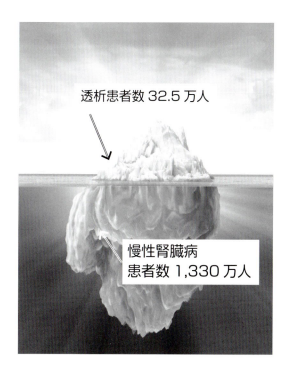

透析患者数 32.5 万人

慢性腎臓病
患者数 1,330 万人

*5　CKD 診療ガイド 2012

# 末期腎不全患者と糖尿病は全世界で増加中!?

　2006年当時、末期腎不全（透析）患者さんは、世界的に急増しており、下のグラフのように世界では1990年の43万人からこのままでは20年後の2010年には全世界で210万人に著増すると推定されていました。
　また透析導入の最大の原因である糖尿病性腎症の母体である糖尿病も、世界で2000年の1.5億人から30年で3.7億人に増加すると推定されていました。
　このため一般の方々に、広くこの病気について知ってもらおう、と定められたのが、「世界腎臓の日」です。

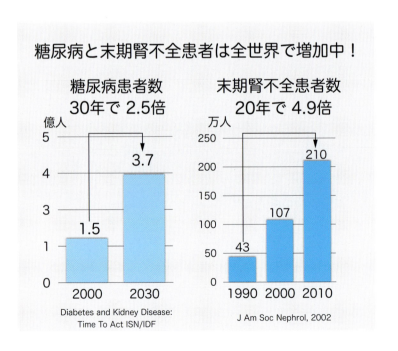

# 腎臓病に対して専門医が少なすぎる

　それでは、腎臓の専門医の数は足りているのでしょうか？　現実は腎臓病の専門医の数は全く足りておりません！

　腎臓病や末期腎不全（透析）患者さんは、急増しているにも関わらず、腎臓専門医は約 4,100 名、泌尿器科専門医は、約 6,400 名。透析専門医は、約 5,100 名ほどしかいません。実際の診療は、腎臓専門医が主として診療に当たるとすると、**腎臓病専門医 1 人で 1,300 名以上の腎臓疾患の患者さんを診なくてはならない計算です**。月に週 3 回、14 日診察しても 1 日約 100 人を診察することになり全く不可能です。

　透析の現状も、同様に寂しい状態であり、1 人の透析専門医が 63 名の透析患者を診る状況であり、透析医療の質を担保する上でギリギリの状況と言えます。

　これらより、少ない専門医で腎臓病をどう見ていくかが、課題となっています。

- 腎臓専門医　　　　4,111 名　　2014 年 6 月現在
- 泌尿器科専門医　　6,437 名　　2014 年 5 月現在
- 透析専門医　　　　5,155 名　　2015 年 1 月現在

- **腎臓、透析専門医あわせても約 1 万人**

- 腎臓病患者数　　　1,330 万人　　1,330 人／専門医
- 透析患者数　　　　32.5 万人　　　63.0 人／専門医
- 新規透析導入数　　38,024 人　　　7.4 人／専門医

# 名前からしてわかりづらい腎臓病

**腎臓病をわかりにくくしているものに、「病気の名前」があります。**
　下記のように、原発性か二次性か、はたまた急性、急速進行性、そして慢性と発症形態で名称が異なっています。

　よく誤解されるものに、<u>急性腎炎と慢性（糸球体）腎炎</u>があり、患者さんで、「若いときに急性腎炎で入院しましたが、最近タンパク尿が出るようになり、急性腎炎から慢性化して慢性腎炎になったのでしょうか？」と来院される方が時々いらっしゃいますが、
<mark>「急性腎炎」と「慢性腎炎」は全く別の病気</mark>です。

　また<u>慢性糸球体腎炎</u>の方が、あるとき、むくんできてタンパク尿が多くなり、ネフローゼ症候群の診断となったときも、患者さんから
「糸球体腎炎に加えて別のネフローゼ症候群という病気に罹ったのですか？」と聞かれることも多いです。
　これも**慢性腎炎はそのままで**、「タンパク尿が一定のレベルを超えると『ネフローゼ症候群』という別の診断名がつきます」と説明しますが、これもわかりづらい原因の１つです。

　その他、腎の形態から「馬蹄腎（ばていじん）」とか病理組織から「膜性増殖性糸球体腎炎」などの名称がつき、とりわけわかりづらいのが、
<u>ネフローゼ症候群の中の「微少変化群」</u>です。
　病気の説明をすると「大量のタンパク尿が出ているのに何が微少変化なんだ」だとよく言われますが、電子顕微鏡で見てみると明らかな変化があります。
　<u>従来の光学顕微鏡ではほとんど変化がわからず、だから「微少変化群」という名前がついたもの</u>ですが、いささかわかりづらいです。

このような腎臓疾患名が多く、患者さんのみならず医学生も少なからず混乱している現状があります。

　次頁に参考までに糸球体疾患のWHO分類を載せましたので、病名の多様性を感じ取ってください。こんなもんだと思うだけで結構です。

## ■腎臓病：名称のつけ方に一貫性がない

腎臓病の名称をわかりづらくしている要因を、お伝えしましょう。
腎臓病は、以下のようなさまざまな観点から名前がつけられています。

| | |
|---|---|
| まず原因別で | 原発性・続発性・二次性 |
| 次いで発症の仕方で | 急性・急速進行性・慢性 |
| タンパク尿が一定より多いと | ネフローゼ症候群 |
| 沈着しているものから | IgA腎症など |
| 成因より | 抗GBM糸球体腎炎など |
| 感染症から | HIV腎症・HBV腎症・HCV腎症など |
| 病理組織の特徴から | 微少変化群・膜性・増殖性 |
| | 巣状・硬化性・半月体形成性 |

　この多彩さが、他の領域に比べて複雑で、腎臓病をさらにわかりづらくしている要素の1つです。

# 〈参考〉糸球体疾患の WHO 分類

I. 一次性糸球体疾患
A. 微小変化 Minor glomerular abnormalities
B. 巣状分節性病変（巣状糸球体腎炎を含む）Focal /segmental lesion
C. びまん性糸球体腎炎 Diffuse glomerulonephritis
　1. 膜性糸球体腎炎（膜性腎症）Membranous glomerulonephritis
　2. 増殖性糸球体腎炎 Proliferative glomerulonephritis
　　a. メサンギウム増殖性糸球体腎炎 Mesagial proliferative glomerulonephritis
　　b. 管内増殖性糸球体腎炎 Endocapillary proliferative glomerulonephritis
　　c. 膜性増殖性糸球体腎炎 Mesangiocapillary glomerulonephritis
　　d. 管外増殖性糸球体腎炎（半月体形成性、または壊死性糸球体腎炎）Crescetic (extracapillary)and necrotizing GN
　3. 硬化性糸球体腎炎 Sclerosing glomerulonephritis
D. 分類不能の糸球体腎炎 Unclassified glomerulonephritis
II. 全身性疾患に伴う糸球体腎炎 Glomerulonephritis of systemic dtseases
A. ループス腎炎(新分類ー要点ー 2003) Lupus nephritis
　I 型　微小メサンギウムループス腎炎 minor glomerular abnormalities lupus nephritis
　II 型　メサンギウム増殖性ループス腎炎 mesangial lupus nephritis
　III 型　巣状ループス腎炎 focal lupus nephritis
　IV 型　びまん性ループス腎炎 diffuse lupus nephritis
　V 型　膜性ループス腎炎 membranous lupus nephritis
　VI 型　進行した硬化性ループス腎炎 progressive sclerosing lupus nephritis
B. IgA 腎症（Bager 病）IgA nephropathy (Berger disease)
C. 紫斑病性腎炎（Henoch-schonlein 紫斑病）Nephritis of Henoch-Schonlein pupura
D. 抗 GBM 糸球体腎炎（Goodpasture 症候群）Anti-basement glomerulonephritis (Goodpasture syndrome)
E. 全身性感染症における糸球体病変 Glomerular lesion in systemic infection
　1. 敗血症 Septicemia
　2. 感染性心内膜炎 Infective endocarditis
　3. シャント腎炎 Shunt nephritis
　4. 梅毒 Syphilis
　5. HIV 腎症 Human immunodeficiency syndrome
　6. 肝炎ウイルス（B 型肝炎、C 型肝炎）Hepatitis B and C
　7. クラミジア Chlamydia
　8. リケッチア Rickettsiae

F. 寄生虫感染に伴う腎症 Parasitic nephropathies
　1. マラリア腎症 Malaria nephropathy
　2. 住血吸虫症に伴う腎症 Schistosomiasis
　3. 内臓リーシュマニア症に伴う腎症 Visceral leshmaniasis
　4. フィラリア症に伴う腎症 Filariasis
　5. 旋毛虫に伴う腎症 Trichinosis
　6. 糞線虫症に伴う腎症 Strongyloidiasis
　7. オピストリス（ジストマ）感染症に伴う糸球体病変 Opisthorchiasis
III. 血管系疾患における糸球体病変 Glomrrular lesions in vascular diseases
A. 全身性血管炎（高安病、結節性多発動脈炎、Wegener 肉芽腫症、顕微鏡的結節性多発動脈炎など）Systemic vasculitis
B. 血栓性微小血管症（溶血性尿毒症候群、血栓性血小板減少性紫斑病）Thrombotic microangiopathy
C. 糸球体血栓症（血管内凝固症候群）Glomerular thrombosis
D. 良性腎硬化症 Benign nephrosclerosis
E. 悪性腎硬化症 Malignant nephrosclerosis
F. 全身性硬化症 Scleroderma (Systemic sclerosis)
IV. 代謝疾患における糸球体病変 Glomerular leasion in metabolic diseases
A. 糖尿病性糸球体症 Diabetic glomerulopathy
B. Dense Deposit Disease（膜性増殖性糸球体腎炎 Type 2）
C. アミロイドーシス Amyloidosis
D. 単クローン性免疫グロブリン沈着症 Mmonoclonal immunoglobulin deposition disease
E. 原線維性糸球体腎炎 Fibrillary glomerulopathy??F. イムノタクトイド糸球体症 Immunotactoid glomerulopathy
G. Waldenstron マクログロブリン血症 macroglobulinemia
H. クリオグロブリン血症 Cryoglobulinemia
I. 肝疾患に伴う腎症 Nephropathy of liver disease
J. 鎌状赤血球貧血症に伴う腎症 Nephropathy of sickle cell disease
K. チアノーゼを呈する先天性心疾患や肺高血圧症に伴う腎症 Nephropathy of cyanotic congenital heart disease and in pulmonary hypertension
L. 著明な肥満に伴う腎症 Renal disease in massive obesity
M. Alagille 症候群 (arteriohepatic dysplasia)
V. 遺伝性疾患 Hereditary nephropathies
A. Alport 症候群 Alport syndrome
B. 良性反復性血尿、菲薄基底膜症候群 Thin basement membrane syndrome
C. Nail-patella 症候群（Osteo-onychodysplasia）Nail-patella syndrome
D. 先天性ネフローゼ症候群（Finnish type）Congenital nephrotic syndrome
E. 新生児ネフローゼ症候群（French type）Infantile nephrotic syndrome
F. Fabry 病および他の脂肪代謝異常症（家族性 LCAT 欠損症、Gaucher 病など）Fabry disease and other lipidoses
G. リポ蛋白糸球体症 Lipoprotein glomerulonephropathy
VI. その他の糸球体症
A. 妊娠中毒症の腎症（pre-eclamptic nephropathy）
B. 放射線腎症
VII. 末期腎
VIII. 腎移植後の糸球体病変

# 2章
# 腎臓を守ることが命を守ること

　表題を見て「えっ」と思われた方も多いと思います。
　多くの方は、癌、心筋梗塞、脳卒中でお亡くなりになったお話をよく耳にするかと思います。
　一方で、腎臓病では最悪、腎不全になっても透析があるため「死」には繋がらないと思われています。
　一見正しいのですが、そこには重大な秘密が隠れています。この章では、「腎臓を守ることが命を守ること」を明らかにして腎臓の重要性をお示しできたらと思います。

# 腎不全での死亡は他と比べると少ないのか？

ここまでで

- 末期腎不全患者（透析患者）の急増
- 腎臓病に対して専門医が非常に少ない
- わかりづらい腎臓病

などがありましたが、ここで**「腎臓を守ることが命を守ること」**になぜつながっていくのかをお話ししたいと思います。

一般的には、右頁のグラフのように、死亡原因としては悪性新生物（癌）や脳血管障害、心疾患の死亡数が多く、**腎不全は、透析があるため、一見すると腎不全を主とする死亡が少ない**と言われていますし、ほとんどの方が今でもそのように思われていることと思います。

近年、それを覆す衝撃的なデータが多数明らかとなりました。これから順次説明いたしますが、結論から申し上げますと

> ●腎臓病患者では腎臓死（透析）よりも心筋梗塞や脳卒中などの心臓血管死亡が多い

ことが明らかになりました。

そして、腎臓が悪い方の中で腎不全でお亡くなりになるより心筋梗塞や脳卒中で不幸にもお亡くなりになった方の方がはるかに多いことをこれからご説明いたします。

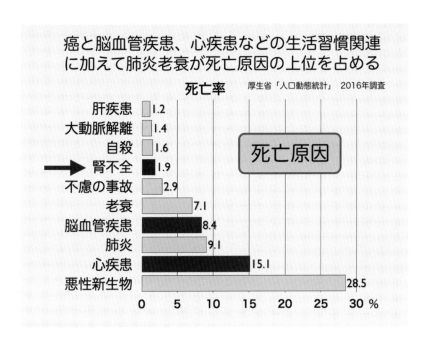

　実は、慢性腎臓病関連の死亡は、
　腎不全＋脳血管疾患＋心疾患
　に近く、実際は死亡原因の上位となる。

　この章を読み終えた後には「腎臓を守ることが命を守ること」という意味がよくおわかりになるかと思います。

# 腎臓病患者さんは普通の人より4倍死亡率が高い？

　一般的には、腎臓病は癌や脳卒中、心筋梗塞と比べて、透析があるため腎不全を主とする死亡が少なく、比較的「怖い病気」と思われずにいました。しかし、2004年に世界的な権威のある雑誌、『New England Journal of Medicine』に

> 慢性の腎臓病患者は
> 腎機能が正常な人と比べて4倍死亡率が高い

という衝撃的な報告がなされました。

▶右上のグラフを見てください。横軸に月数、縦軸に推定全死亡率を示したものです。GFR(Glomerular Filtration Rate: 腎糸球体濾過量≒腎機能)、すなわち腎機能がほぼ正常の人 (75ml/min) に比べて、腎機能が半分以下に低下している人、(45ml/min以下) の推定全死亡率は4倍高いことが報告されました。

▶右下のグラフは、約28,000名を5年間追跡調査したグラフです。横軸に同様に腎機能（GFR）とタンパク尿で4つのグループに分けて、右に行くほど腎機能が低下したグループを示しています。

　腎機能が低下するほど透析になる人は増えていきますが、それよりも実は**透析より全死亡率の方がより高く深刻である**という報告がされました。なぜ腎臓病が進行すると腎臓以外の死亡が増加するのかが注目されました。

## 慢性腎臓病の人は4倍死亡率が高い

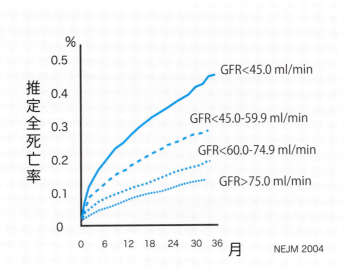

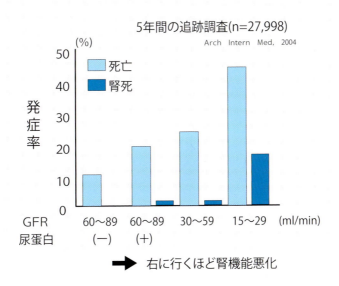

## 腎不全患者さんは、腎不全死でなく心筋梗塞や脳卒中で亡くなることが多い！

　2004年、前頁のグラフと同時に非常に興味深い報告が同じ雑誌に並んで報告されました。

▶右上のグラフですが、グラフが右に行くほど腎機能が低下しているグループです。腎機能が低下するに従って、縦軸の死亡率が急増していることがおわかりかと思います。

▶右中のグラフですが、これもグラフが右に行くほど腎機能が低下しているグループです。腎機能が正常な人と比べて腎機能が低下するに従って、縦軸の心臓血管合併症（心筋梗塞、脳卒中）の発症率が上がっていることが同様におわかりかと思います。

　この2つのグラフをよく見ていただくと共通点があることにお気づきの方が多いのではないかと思います。

▶そこで右下のグラフですが、やや強引ですが、重ね合わせてみると、ほぼそっくりであることが見て取れると思います。

これより、

> 腎機能低下により全死亡率が増加しており、それは、心臓血管合併症、すなわち心筋梗塞や脳卒中などの増加によるものである

ということが、よく理解できると思います。

腎機能が低下するほど
死亡率が高くなる

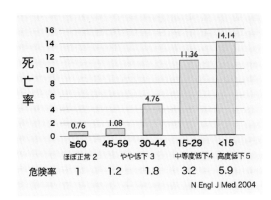

腎機能が低下するほど
心血管合併症発症が
多くなる

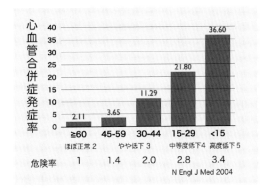

重ね合わせると腎機能
が低下して死亡率が高
くなるがそれは心血管
合併症によるものと
わかる

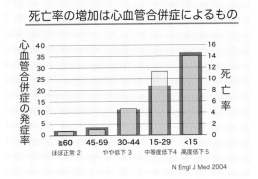

# どうして慢性腎臓病で心臓血管死亡が多いのか？

それでは「どうして慢性腎臓病で心臓血管死亡が多いのか？」。
慢性腎臓病の終着点である透析患者さんでの研究から、その答えが導き出せます。

▼下のグラフを見てください。
　これは外国人、白人と黒人の検討です。横軸に年齢、縦軸に心臓血管系死亡率を表したものです。**一般集団は今までの常識どおり年齢とともに死亡率が上昇**しておりますが、透析患者さんのグループは、透析すなわち**高度腎機能障害があると、若年より心臓血管系死亡率が高く、30歳では一般集団に比べて1000倍の危険率の上昇**があります。**60歳**で若干一般集団に追いつかれるものの、それでも**100倍高い心臓血管系死亡率**でした。
　このことより**年齢よりも高度腎機能障害がある方が心臓血管系死亡の危険因子**であるということがわかります。

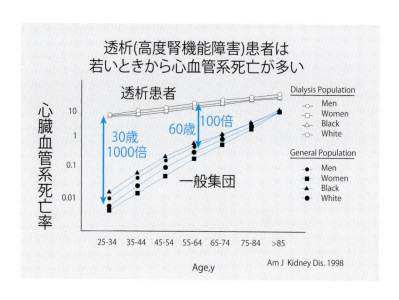

# 透析患者さんは心筋梗塞の発症が多い

　日本人は白人や黒人とは違うのでは？というご意見もあり、今度は沖縄での検討結果をご説明いたします。
▼下のグラフを見てください。
　沖縄の透析患者さん 3,741 名を男女に分けて 10 年間の心筋梗塞について検討したグラフです。横軸に年齢、縦軸に心筋梗塞の相対危険度；すなわち一般の方と透析をしている方のリスク上昇度を表したものです。一般の男性女性ともに今までの常識どおり年齢とともに死亡率が徐々に上昇しております。透析患者さんのグループは、透析すなわち高度腎機能障害があると、一般集団より若年時から心臓血管系死亡率が高く、大体 2.6 倍から 4.6 倍相対危険度が増加しておりました。
　これから、日本人でも、高度腎機能障害があると心臓血管合併症が増加することがわかります。
　それでは、どうして慢性腎臓病で脳血管死亡が多いのか？という謎を紐解く前に、一般の方々が年齢とともに脳卒中や心筋梗塞が増えていくという現象から解明していきましょう。

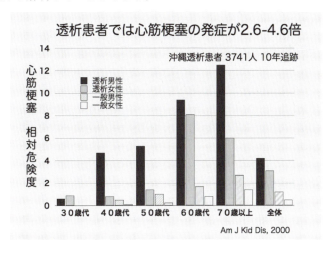

Am J Kid Dis, 2000

# なぜ年齢とともに
# 脳卒中や心筋梗塞が増えるのか？

▼左下に脳卒中の死亡リスクを図にしましたのでご覧ください。横軸に血圧、縦軸に脳卒中死亡リスクを示しました。注意してほしいのは、縦軸の脳卒中死亡リスクですが、2倍4倍8倍と倍々になるように対数グラフで作られております。そして下から年齢で50代、60代、70代と10歳ずつの年齢刻みでグラフが作られております。

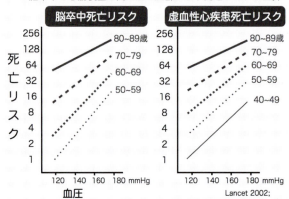

ここでお気づきのように、**どの年代でも血圧が20mmHg上がるごとに脳卒中死亡リスクが2倍**になっていることが見て取れると思います。また**10歳年をとるごとに脳卒中死亡リスクが同様に2倍**になっていることがおわかりかと思います。

次に上の右隣のグラフを見ていただければと思います。虚血性心疾患、主として心筋梗塞の死亡リスクを表したグラフです。

ご覧のように**心筋梗塞の死亡リスクは脳卒中死亡リスクのグラフと瓜二つとまではいきませんが、ほぼそっくり**であると思われます。

このように脳卒中と心筋梗塞の死亡リスクは、ともに加齢と高血圧による影響が大きいことがよくわかります。

# 加齢 ≒ 血管の老化 ＝ 動脈硬化 ≒ 腎機能低下

さて年齢が上がってリスクが増える理由はいったい何でしょうか？

▼1つの答えが下のグラフにあります。横軸に年齢、縦軸にGFRすなわち腎機能であり高いほど正常です。左に男性、右に女性のグラフですが、両方とも年齢が低下するにつれて腎機能が低下しております。このグラフの形は、前頁のグラフを左右反対にした形とよく似ており、年を重ねるごとに腎機能が低下していることがわかります。この主たる原因は、動脈硬化と言われており、後で詳しくご説明いたします。さらに**腎機能が低下するほど、年齢を重ねるに従って腎機能低下が速くなっている**ことです。

ここで**加齢≒腎機能低下そして動脈硬化**と結びついていき、透析患者さんのような**腎機能が低下した患者さんは、どうやら年齢以上に動脈硬化などが進行して、死亡リスクを高めている**という「仮説」にたどり着きます。

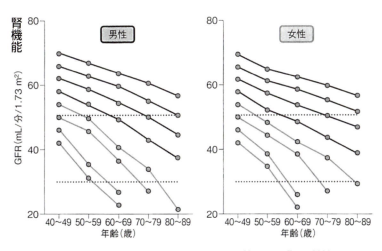

Hypertens Res, 2008

# 腎臓を守ることで、動脈硬化を抑制して寿命を永らえる

　そこで「加齢≒血管の老化＝動脈硬化≒ 腎機能低下の仮説」が正しいかの検討をします。

▼下のグラフですが、日本人1,016人の病理解剖の結果で、脳動脈硬化度ゼロの割合を示したものです。年齢が上がるに従って、特に40、50、60代に加速的に動脈硬化が進んでいることがわかり、加齢≒血管の老化＝動脈硬化≒ 腎機能低下の仮説が正しいことがわかります。

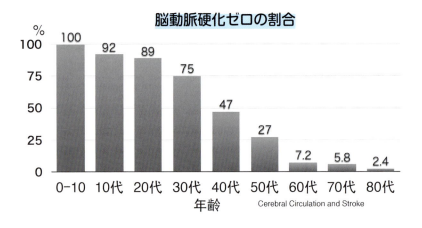

すなわち　加齢≒血管の老化＝動脈硬化≒腎機能低下 であり、

> 逆にいうと腎機能が低下すると動脈硬化となり、血管の老化が進むことになる。すなわち腎臓を守ることが、動脈硬化を抑制することになり、寿命を永らえることになる

が何となくおわかりになったと思います。

# 10歳年を取ることで上昇するはずの死亡リスクを軽減するには？

3頁前（30頁）の結果より、
血圧が20mmHg上がるごとに死亡リスクが2倍
10歳年をとるごとに死亡リスクが同様に2倍　　ということは、

> 血圧を20mmHg低下させれば、10歳分で上昇するはずの脳卒中と心筋梗塞の死亡リスクを軽減できる

と気づかれると思います。

血圧20mmHg上がるごとに

| 血圧140 年齢60 | 死亡リスク 2倍 | 血圧160 年齢70 |

年齢10歳　年をとるごとに

血圧20mmHg低下させれば
10歳分上昇するはずの
脳卒中と心筋梗塞の死亡リスクを軽減

● コラム

# 急性腎炎と慢性腎炎は全く違う病気

　ちなみに急性腎炎と慢性腎炎は全く別の病気です。
　いわゆる急性腎炎は小児を中心に急性に発症して、タンパク尿、高血圧、浮腫を起こし一時的には入院が必要な状態となりますが、多くは治癒することが多い腎臓病です。

　一方で、慢性腎炎は、急性腎炎が慢性化して慢性腎炎になるわけではありません。**慢性腎炎は最初から慢性腎炎として発症する**わけです。腎炎がわかりづらいといわれている理由の1つです。

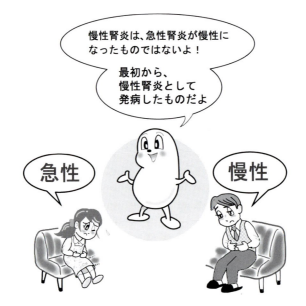

# 3章
# 透析にならないためには、どうすれば良いかわかってきた

　腎臓病となり、不安で本書を手に取られた方も多いと思います。1章で腎臓病が爆発的に増えたこと、2章で腎臓を守ることが命を守ること、つまり、腎臓病が寿命に大きな影響を与えていることをお話ししました。ここで相当落ち込んでしまう方がいらっしゃるかもしれません。しかしちょっと待ってください。

　この章では、わかりづらい腎臓病を慢性腎臓病としてまとめてわかりやすく整理し、また世界腎臓の日が制定されて以降、数々の研究や対策をしていった結果、「どうすれば、透析にならないか、お亡くなりにならないか」ということがわかってきたという明るい話題を提供いたします。後の章でお話しする「対策」を是非実施していただいて明るい未来を切り開いていただければと思います。

# 新しい概念　慢性腎臓病

　ここまでで**腎不全患者さんの死亡は腎死もありますが、脳心臓血管合併症すなわち心筋梗塞や脳卒中による**ことがわかりました。

　そのためこれらの死亡を抑えるためには、何としても腎臓病の早期発見・早期治療が重要であることがおわかりかと思います。

　ここで思い出してほしいことは、下記の4点です。

- 末期腎不全患者（透析患者）の急増
- 腎臓病に対して専門医が非常に少ない
- わかりづらい腎臓病
- 腎臓病患者では腎臓死（透析）よりも心筋梗塞や脳卒中などの心臓血管死亡が多い

　上記の腎臓病の急増と専門医不足、そしてわかりづらい腎臓病と死の危険の増加により、腎臓病の早期発見・早期治療を目指して、わかりやすい新しい概念として**「慢性腎臓病」**という総称（名称）ができました。

　下に定義を記載いたしましたが、普通の人は見ているだけで頭が痛くなるかと思います。要点は、**タンパク尿を含めた、何らかの腎疾患が3カ月以上続いた病態**と理解していただければと思います。

### 慢性腎臓病（Chronic Kidney Disease：CKD）の定義

①尿異常、画像診断、血液、病理で腎障害の存在が明らか
　特に 0.15g/gCr 以上の蛋白尿
　　（30mg/gCr 以上のアルブミン尿）の存在が重要
②糸球体濾過量（GFR）が 60ml/分/1.73 ㎡未満である
　①、②のいずれか、または両方が 3 カ月以上持続する

日本腎臓学会編　CKD 診療ガイド 2012

# 慢性腎臓病（CKD）の重症度分類

　慢性腎臓病 CKD の重症度分類を下記の図に示します。

　縦軸に腎機能によって G1 から G5 までの 6 段階に分け、横軸にタンパク尿の程度により A1 から A3 の 3 段階に分け、掛け合わせると 18 に区分されます。そして、G3bA2 のように表現します。

　それらを重症度の低い「緑」から順に「黄」「橙」「赤」と 4 段階に分けてリスク上昇を示しています。見ておわかりのように、腎機能が低下するほど、そして尿タンパクが増加するほど、リスク上昇（危険度）が増えていることがおわかりかと思います。

## CKDステージ分類　CKD診療ガイド2012

| | 蛋白尿区分 | | A1 | A2 | A3 |
|---|---|---|---|---|---|
| | 尿蛋白定量 (g/日) 尿蛋白/Cr比 (g/gCr) | | 正常 | 軽度蛋白尿 | 高度蛋白尿 |
| | | | 0.15 未満 | 0.15～0.49 | 0.50 以上 |
| GFR区分 (mL/分 /1.73 ㎡) | G1 | 正常又は高値 ≧90 | 緑 | 黄 | 橙 |
| | G2 | 正常又は軽度低下 60～89 | 緑 | 黄 | 橙 |
| | G3a | 軽度～中等度低下 45～59 | 黄 | 橙 | 赤 |
| | G3b | 中等度～高度低下 30～44 | 橙 | 赤 | 赤 |
| | G4 | 高度低下 15～29 | 赤 | 赤 | 赤 |
| | G5 | 末期腎不全 (ESKD) <15 | 赤 | 赤 | 赤 |

　重症度のステージは GFR 区分（糸球体ろ過量）とタンパク尿区分を合わせて評価する。CKD（慢性腎臓病）の重症度は、緑→黄→橙→赤の順に、死亡、末期腎不全、心血管死亡発症のリスクが上昇する。

# この10年で明らかな腎臓病治療の進歩あり

　世界腎臓の日制定から3年目の2009年のイメージポスターを見てください（右上▶）。
　地球が空豆形（腎臓形）に変形して、その周りを世界腎臓の日の文字が取り巻いている図で、**全世界が腎臓病の恐怖にさらされていることを表現した、危機感いっぱいのポスター**であると思います。

　一方で右下▶の2016年のポスターは、なにやら楽しそうな子供達の顔、顔、顔が腎臓の形に集められ、片や「予防のため早期行動を起こせ」とやや達成感が出ていると感じられる方が多いかと思います。

　実際、2006年に世界腎臓の日を制定して、行動を起こし、この10年でずいぶんと改善してきていることの表れです。

　実際その「改善」の原動力となったのは、
・**慢性腎臓病に対して、より早期発見早期治療を行っていく意識改革が進んだ**ことが上げられます。
・その他、11章透析にならないために行うこと（137頁）で詳述しますが、**治療目標の厳格化や薬剤の進歩**などが上げられます。

　実際どれだけ日本における末期腎不全（透析導入）を遅らせることができたかを、次の項目で説明していきましょう。

### ＜2009年　世界腎臓の日　ポスター＞
→地球がゆがんでおり危機感いっぱいの地球

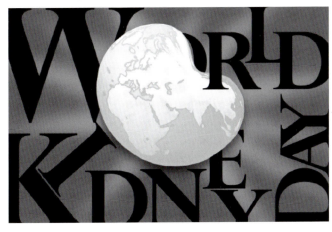

←ゆがんで
　いる地球

### ＜2016年　世界腎臓の日　ポスター＞
→腎臓の中に楽しく笑った子供の顔がいっぱい

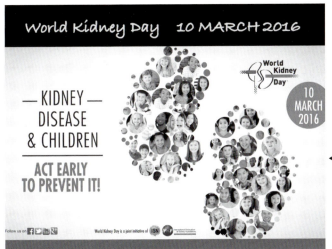

←子供達の
　笑っている
　顔、顔、顔

↑「予防のための行動を起こせ」とやや達成感あり

# 透析にならない 死亡しないためには どうすれば良いかがわかってきた!!

▶右上のグラフを見てください。

透析導入になった患者さんの数と透析をしていた患者さんの死亡数を年ごとに見たものですが、世界腎臓の日が制定された2006年ごろから透析に新しく入られた（導入された）患者さんの数が減り始め、死亡された透析患者さんの数も2011年から横ばいになっています。ご存じのように、**慢性腎臓病の患者さん数は、**高齢化のこともあり、**年々増加している**ことは確かですが、**一方で**結果的に透析になってしまった患者さんの数は抑えられております。

▶また右下のグラフは、透析に導入された患者さんの原疾患の推移ですが、昔一番多かった**慢性糸球体腎炎の患者さんは、**図のようにこの30年で治療法の改善のため**劇的に減少**しております。

また、高齢化と飽食の時代のため、まだまだ**糖尿病の患者さんの数は大きく増加**しております。しかし、これも治療法の改善により**糖尿病性腎症を原疾患とする透析導入数は、2009年ごろより頭打ち**になっています。

これを見ておわかりのように

> 透析にならないためにはどうするか
> 死亡しないためにはどうすれば良いかがわかってきた

これからどうすれば悪化しないか、どうすれば良くなるのかをこの本を通じて皆さまにお伝えいたします。

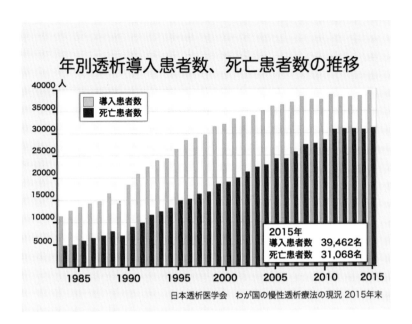

日本透析医学会 わが国の慢性透析療法の現況 2015年末

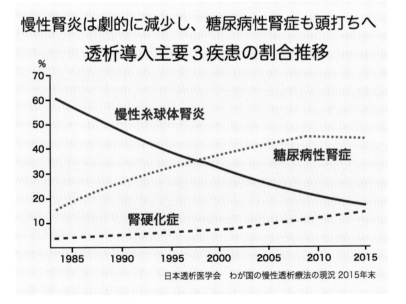

日本透析医学会 わが国の慢性透析療法の現況 2015年末

●コラム

# ことわざ：敵に塩を送る

　今は健康上の問題で目の敵にされている塩についてのことわざです。戦国時代、有名な武田信玄と上杉謙信との間で実際にあった逸話です。

　1567 年、武田信玄は今川氏との同盟を破棄し、東海方面への進出を企てますが、それに対抗して太平洋に面する今川氏と北条氏は、武田領内への「塩留め」（塩の販売停止）を行いました。武田の領地は甲斐・信濃（現在の山梨・長野）で、海に面していなかったため塩を得ることができず人々は苦しみました。当時塩は貴重で、人が生きていくのになくてはならないものでした。一方、反対の日本海に面する越後の上杉謙信とは、ご存じのように川中島にて度重なる戦をしていた間柄でした。しかし、越後から塩を売ってもらわなければ大変なことになります。このことを聞きつけた「義」を重んじる上杉謙信は、たとえ敵とはいえ、弱みにつけ込むことは恥として、甲斐との塩の商いを止めることなく続けさせたそうです。

　このことから、敵対関係にある相手でも、相手が苦しい立場にあるときには助けてあげることを「敵に塩を送る」というようになりました。

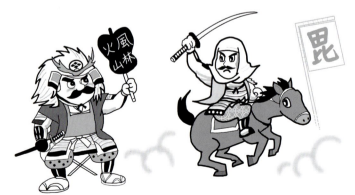

# 4章
# 腎臓の状態を
# きちんと知るために

　健診などでタンパク尿・血尿を指摘されたり、腎機能障害を指摘されて腎臓病と言われた方がお読みになっていることと思います。
　この章では、どうしてどの基準で腎臓病といわれたのかをわかっていただくために、いくつかの重要な検査項目についてご説明したいと思います。
　主に腎臓の状態を知る検査の説明をいたします。

# 腎障害の最初の変化は尿異常

　腎障害の最初の変化は何でしょうか？　一部の急性腎障害（急性腎不全）を除くと、最初に腎臓に現れる変化としては、タンパク尿であったり血尿であったりします。たとえば、慢性腎炎が発症した場合、まず一部の糸球体に障害が起こり、そこからタンパク尿や血尿が出ます。この時点では、まだ腎機能障害などは出ておらず、慢性腎炎としては、「早期」となります。このため慢性腎炎の早期発見を目指して日本では3歳の乳児期から検尿を実施しています。タンパク尿もしくは血尿だけの時期ならば、一般的には慢性腎炎だとしてもまだ早期であることが多いのです。腎生検などで原疾患を確定して、原疾患に対して「根本治療」を行うことができます。

## ■血尿のみの場合　泌尿器科を受診しましょう！

　腎臓病の多くは、タンパク尿を伴いますので、血尿だけの場合は、いわゆる慢性糸球体腎炎については、現時点では心配されることはないと思われます。一方で血尿特有の病態を考えなくてはなりません。腎癌、膀胱癌、尿管癌などの尿路系の癌、その他、尿路結石、膀胱炎などの感染症などの多くは泌尿器科疾患です。このため**血尿のみが出た場合、泌尿器科を受診していただき、上記疾患を除外してもらうと良い**でしょう。腎臓内科的疾患は、**基底膜菲薄症候群**（きていまくひはく）*6、**ナッツクラッカー症候群** *7や**特発性腎出血** *8などがありますが、血尿のみの場合、腎機能が悪化していくことはまれですので泌尿器科的疾患がなければ、他の検査に異常が出なければ経過をみていくだけでよろしいかと思います。

*6　基底膜菲薄症候群　別名良性家族性血尿とも呼ばれますが、遺伝性です。腎糸球体の基底膜という尿をこすふるいのような膜がありますが、それが薄くなり、主として血尿、ときに少量のタンパク尿が出ます。一般に進行性はないため心配はいりません。

*7　ナッツクラッカー症候群の原因としては、左腎静脈が腹部大動脈と上腸間膜動脈の間に挟まれてしまい血流が悪くなり左腎内圧が上昇することが原因となります。そして左腎の毛細血管が損傷してしまい、血尿が起こります。

*8　特発性腎出血は腎臓から尿路への原因不明の出血で数日続くことがあります。

# タンパク尿の量で腎臓病の進行速度が決まる

■タンパク尿＋血尿、タンパク尿のみの場合

　どちらも慢性腎炎の初期の場合があり、要注意です。幸い、腎炎の進行度を表す目安があります。11章151頁に示すグラフのように、タンパク尿が多くなるほど透析になるリスクが増大します。

　下に、我々がタンパク尿の多寡（多い少ない）によりどのように実際判断しているかを示します。

☐タンパク尿 3.5g/日以上　緊急受診要

　これは6章のネフローゼ症候群のところでご説明するように入院を含めた治療を要しますので一番重症群と思ってください。

☐タンパク尿 1～3.5g/日の場合　速やかに専門医を受診要

　タンパク尿1gを超しますと基本的に進行性腎障害、すなわちどんどん腎臓病が悪化していきます。速やかに腎臓内科を受診していただき、なるべく原疾患の治療を行うことが望ましいでしょう。

☐タンパク尿 0.5g～1g/日　専門医を受診要

　これは3章の慢性腎臓病重症度分類でお示ししたようにタンパク尿区分A3高度タンパク尿に分類され、慢性腎臓病のリスクが今後急速に増大します。

☐タンパク尿 0.3g～0.5g/日 持続するなら専門医へ

　この状態が継続しますと何らかの腎炎である可能性があり、腎生検の適応になります。

☐タンパク尿 0.15g～0.49g/日

　慢性腎臓病重症度分類により、タンパク尿区分A2の軽度タンパク尿に分類されます。この時期は血圧、体重、血糖、脂質などを適正化していきます。

☐タンパク尿 0.15g 未満

　0.15gが正常上限となりタンパク尿区分A1となります。

# 尿沈渣は腎臓の状態を示す鏡のようなもの

　尿沈渣（にょうちんさ）と聞いてすぐにおわかりの方は、かなりの「腎臓通」の方であると思います。ほとんどの方はここで初めて聞く言葉だと思います。一般的なクリニックや健康診断では行われないため知っている方は、腎臓病専門施設に通われている方に限られるかと思います。

　**尿沈渣**とは、名前のとおり、尿の中に出てきた腎臓の壊れた成分で「**尿の中に沈んでいる渣（くず）**」を示しています。検査方法としては、皆さんが普通に出したおしっこ（尿）を遠心分離機にかけて、下に集まったものを沈渣（ちんさ）といい、光学顕微鏡にて分類し、計測します。

　正常な腎臓からはあまり出ませんが、腎臓病の進行により腎臓が壊れてくるため、腎臓の壊れた成分が尿の中に出てきます。そこでおわかりのように、尿沈渣の種類と量を調べることにより、病気の進行度や部位の特徴などもある程度推定できます。そのため表題のように「**尿沈渣は腎臓の状態を示す鏡のようなもの**」という言葉が当てはまり、大変参考になる検査所見です。ここでは、専門的になりすぎないように、主たる3つの項目について、ご説明します。

1．尿中赤血球
2．尿中白血球
3．円柱：硝子円柱、顆粒円柱など

## 1．尿中赤血球

　尿潜血とは正確には異なり、尿中に出た赤血球を意味しています。腎臓は、後に説明しますように「細い血管の塊（かたまり）」です。そのため**腎臓が障害されてくると**、腎臓の微細な血管が障害されて赤血球が尿の中に多く出てきます。特に特徴的なことは、腎障害により腎臓から出てきた赤血球は、腎

臓内の高い浸透圧により、赤血球の変形が進みます。このため尿中に赤血球が出ている場合、赤血球の変形率を見ると腎臓から出たものか、そうでないのかある程度推測できます。ただし尿中赤血球の多寡（多いか少ないか）で腎障害の程度は推定できません。

## 2．尿中白血球

　尿の中に白血球が出ることがあります。特に多く出る場合、腎盂腎炎などの細菌性の腎炎が強く疑われます。

## 3．円柱：硝子(ガラス)円柱、顆粒(かりゅう)円柱など

　円柱とは、次の章で述べる尿細管に種々の物質がたまり、変成して一塊となり、円柱「丸（円）くて長い柱のような物体」となって尿中に出現するものです。円柱が尿中に多く出現すると、慢性腎炎を強く疑うことになります。なぜならば、尿細管という管状物中は通常尿が流れており、これが炎症や上流の糸球体などの障害により、尿の流れが滞り、種々の物質が尿細管腔にたまり、尿細管と一体化して、壊れて尿中に出てくるものだからです。円柱、特に顆粒円柱は、腎臓の病変と強く関係します。円柱が多い場合、腎炎の初期だとしても今後ますます悪くなる可能性があり、精密検査を受けて正確な診断をしてもらうべきと思われます。

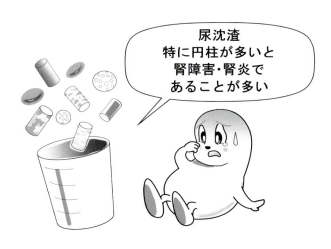

# eGFR(推定糸球体濾過量)と CKD重症度分類

　今、健診や人間ドックなどでeGFR（推定糸球体濾過量）が計算されるようになり、その結果に驚いて病院やクリニックを受診された方が少なからずいらっしゃると思われます。腎臓の機能をひとことで表すと、腎臓にある糸球体の濾過量GFR（Glomerular Filtration Rate）といえます。これを正確に出すには、50〜51頁に出てくるイヌリンクリアランスなどが必要であり、簡単には算出できません。それでは困るので推定糸球体濾過量（eGFR）の計算式ができました。

$$\text{男性 eGFR}(ml/min/1.73m^2) = 194 \times [年齢]^{-0.287} \times [CRE]^{-1.094}$$
$$\text{女性 eGFR}(ml/min/1.73m^2) = 男性 eGFR \times 0.739$$

※ CRE＝血清クレアチニン値

　しかし、これを見ておわかりのように、年齢と血清クレアチニン値のみで計算されるため、体格などにより大きな誤差が生まれます。ですから、ときにびっくりするほど腎機能が低く見積もられて、驚かれる方がおります。これは過大評価して安心されるより、場合により腎機能を過小評価しても、しっかりと健診されることを期待されて作られたものです。eGFR(推定糸球体濾過量)の意味合いは、あくまで推定ですので過剰な反応はしないで冷静に専門医を受診されることをおすすめします。

　この評価基準は3章37頁の**慢性腎臓病CKDの重症度分類**を見ていただければ、腎臓病の重症度がわかります。
　よりわかりやすくするため、右頁に▶eGFRによるステージ分類と腎臓の機能のおおよそのイメージがわかる図を示しました。

## 慢性腎臓病 CKD の重症度分類

| ステージ | 1 | 2 | 3a | 3b | 4 | 5 |
|---|---|---|---|---|---|---|
| eGFR | 90↑ | 89-60 | 59-45 | 44-30 | 29-15 | 15↓ |
| 腎臓の機能 | | | | | | |
| | 正常 | 軽度低下 | 軽度〜中等度低下 | 中等度〜高度低下 | 高度低下 | 末期腎不全〜透析 |

→ 悪化

# 血清クレアチニン値から見た腎機能低下

　まずは、腎機能検査の代表として**「血清クレアチニン」**が昔から今でも用いられております。これは簡便な検査方法で、日本中あまねく用いられていますが、一方で大きな欠点もあります。

　▶右図を見てください。縦軸に、血清クレアチニン値、横軸には、腎機能の指標として今一番正確であるとされている**イヌリンクリアランス**を示しています。数字が大きい方が正常に近く、少なくなるに従って真の腎機能は低下します。

　右図には、GFR 真の腎機能とされているイヌリンクリアランスと血清クレアチニンとの関係を**実線**でしめしました。

　これを見ておわかりのように、イヌリンクリアランスが 120 くらいから 80 くらいに低下していっても血清クレアチニン値は大きく悪化していないことが見て取れると思います。そしてイヌリンクリアランスが 30 を切る頃になると血清クレアチニン値は急速に上昇していきます。
　すなわち腎機能は腎炎などの腎病変のため、着実に悪化していても、**血清クレアチニンの特性により、腎病変が進んでも当初は血清クレアチニン値がゆっくりとした増加しかせず、末期腎不全に近づいてから急速に悪化**します。
　そのため血清クレアチニン値のみに頼ると受診が大変遅れてしまう結果となり要注意です。

　そもそもそんな指標は使うなということになりますが、イヌリンクリアランスの測定はかなり面倒であり、私でも数回しか行ったことがなく、腎臓専門医でも実施したことがある人の方が少ないと思います。

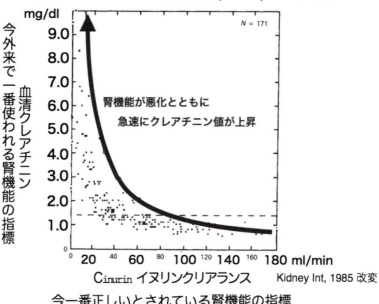

そのため問題がないわけではないのですが、今日に至るまで「血清クレアチニン値」が腎機能を表す指標としてスタンダードであり続けています。皆さまも血清クレアチニンが上昇してきたときは、予想以上に腎障害が進んでいる可能性がありますので、最寄りの医療施設でご相談されることをおすすめします。

● コラム

# 効率よく濃縮尿をつくるシステム

　腎動脈には1日約1,500Lの血液が流れており、腎臓の糸球体にて、そのうち10分1がろ過されます。ろ過された150Lの原尿は老廃物を再吸収されることなく通過する一方で、必要な成分と水分は100分の1まで濃縮されたのち、尿として排泄されます。このため**老廃物は100倍濃縮され、水分は逆に100分の1になる**計算になります。**多少飲水量が減っても、このように尿の濃縮率があまりに高いので、一定の尿量に容易に調整できる能力を腎臓が持っている**ことがわかります。特に尿細管での再吸収の過程でかなりの排泄の調整が可能であり、逆にいうと老廃物が多少増えても、100倍濃縮する過程で調節ができることとなります。また**100倍濃縮の過程が一番エネルギーを必要とし、その場所は「尿細管」と呼ばれていますが、腎臓でもっとも脆弱な（弱い）部分のため、腎機能障害が起こったとき、もっとも早く障害されます**。一方で、尿細管は大事な器官のため、障害されても上流の糸球体が壊されていない限り再生できる力を持っています。

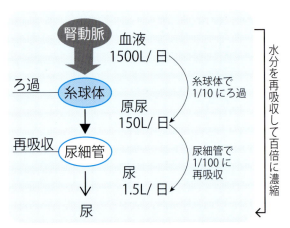

# 5章
# 腎臓病の原疾患（診断）は
# どうすればわかるか？

　皆さま方の中には、「タンパク尿、血尿が出ている」「腎機能が悪い」などで病院を紹介された方がほとんどであると思います。わかりやすく「慢性腎臓病」とひとまとめにしても、原疾患（腎臓病を起こした原因疾患）がはっきりすれば、より適切な医療が施せます。もちろん腎臓がすでに荒廃して原疾患に対する治療効果が期待できなくなっている場合もありますが、この章では原疾患を特定する腎生検について、基本から実際まで学んでいただければと思います。

# 腎臓はどこにあるの？

　腎臓はどこにあるのでしょうか？　骨と腎臓と血管を表したのが下の図です▼。肋骨の下にある空豆状の臓器が腎臓です。**皆さま方が思っているより高い位置に**左右に1つずつあり、肝臓が右にあるため、右の腎臓が左より少し低いところにあります。大きさは、約縦12cm、横5cm、厚み3cmくらいで重さは約120g前後です。

▶右の図は、血液が大動脈からわかれた左右の**腎動脈**を経て腎臓に達し、そこで生成された尿は、**腎盂**に集まり、**尿管**を経て**膀胱**に尿がたまる流れを表したものです。
　後はご存じのように膀胱に尿が一定量たまると尿意が出て、尿となり排泄されます。

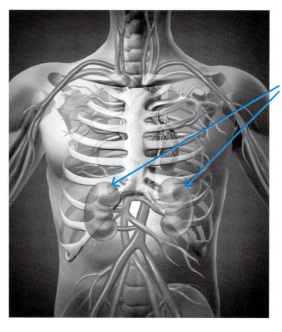
腎臓

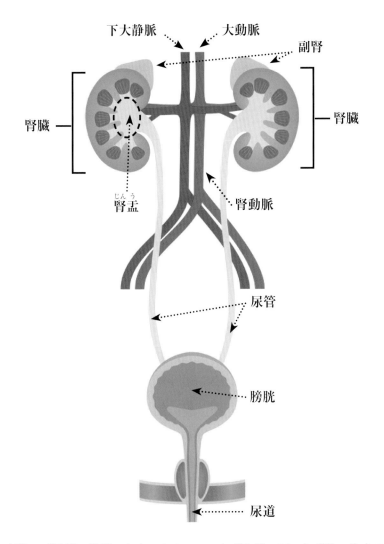

　腎臓は「沈黙の臓器」ともいわれ、1つわずか約120gながら、生命の維持に重要な役割を果たしています。
　左右2つに分かれ、ウエストよりやや上の背中側に位置しています。

# 腎臓の中はどうなっているの？

　さて腎臓の中はいったいどうなっているのでしょうか？

▶右図に、腎臓の機能の主体であるネフロンという機能単位をお示ししています。ネフロンは、一見わかりづらい名称ですが、片方の腎臓にそれぞれ約80万個ずつあり、52頁で示した糸球体・尿細管などによる**老廃物排泄システム**として腎臓の最重要の機能集団と考えてくださればと思います。

　ネフロン一つひとつにそれぞれ糸球体という毛細血管の塊とそれを袋状に取り囲むようにしてボウマン囊があり、原尿を集めて尿細管そして集合管へ繋がっています。

　もう頭が痛くなってきた人がいると思いますが、もう少し頑張りましょう。

▶もう一度、右図を見てみましょう。

　糸球体は、主として腎臓に流れ込んだ老廃物を含む血液を大量にろ過して、原尿を作ります。そのあと尿細管（近位尿細管・ヘンレの係蹄・遠位尿細管）で必要なナトリウム・カリウム・水・ブドウ糖・アミノ酸・尿酸などを再吸収し、不要な有機酸などを分泌し、集合管を経て最終的な尿となり膀胱に出ていきます。

　このためネフロンが破壊されると尿が出なくなります。糸球体・尿細管などからなるネフロンが大事であることがおわかりになりましたでしょうか？

<ネフロンの構成> ネフロンとは、糸球体、尿細管などからなる老廃物排泄システムで片方の腎臓に約80万個ずつある。

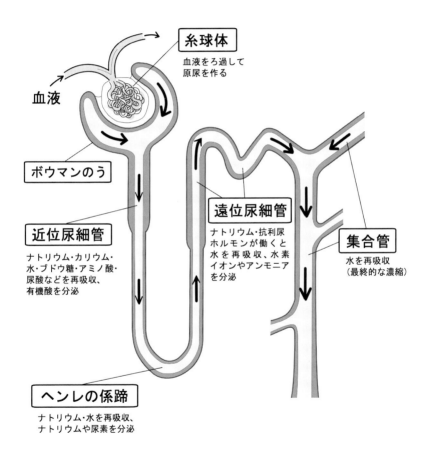

# 治癒を目指した治療を受けるには正確な診断が必要

　腎臓病は1章18〜20頁の「名前からしてわかりづらい腎臓病」のところでお話ししたように、実に多種多様の病気があります。この多種多様の腎臓病をわかりやすくするために**「慢性腎臓病」**という疾患概念（わかりやすくするためのグループ化）が行われたことは、3章36頁でお話ししたとおりです。

　腎臓病の治療は、「原疾患に応じた治癒を目指した治療法」と腎臓病全体に共通の「腎機能を悪化させない、透析にさせない治療」に二分されます。後半の「腎機能を悪化させない、透析にさせない治療」はこのあとじっくりとご説明いたします。

　前半の「原疾患に応じた治癒を目指した治療法」は、原疾患がはっきりしない限り、原疾患に応じた治癒を目指した治療法を行うことができませんので、厳密な腎臓病の診断をしっかり行うことが重要です。このためには、腎臓専門医を受診され、なるべく早期に診断を受けられることをおすすめします。ですから、腎臓病と言われたら、

> 1．可能ならば、腎臓病の原疾患の確定
> 2．原疾患に応じた治癒を目指した治療
> 3．同時に、慢性腎臓病に共通する「腎機能を悪化させない、透析にさせない治療」を受けて腎機能を悪化させないことさせないこと

に徹することとなります。

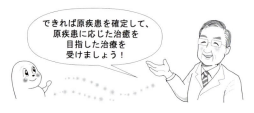

できれば原疾患を確定して、原疾患に応じた治癒を目指した治療を受けましょう！

# 腎臓病の原疾患の確定のためには

　腎臓病はいままでにお話ししたように、実に多種多様の病気があります。その割に腎臓病の初期になればなるほど、病気の種類が多いのに、病気の手掛かりとなる症状の多くはタンパク尿、血尿の2つ、やや進んでも当初は浮腫（ふしゅ）や腎機能障害の2つから4つの異常しかありません。このためわかりやすい表現をしますと数十人の学校のクラスで「身長（タンパク尿）」「体重（血尿）」の2つの情報とあわせて「性別（浮腫）」を加えたた3つの特徴だけでクラスの中から特定の個人を見つけるようなもので、大変困難です。もちろん馴れている学校の先生は、個性的な身長や体重、性別からある程度「誰か」はわからないこともないのですが、正確性はかなり劣ります。
　そこで病名を明らかにするために用いられるのが「腎生検」です。

**腎臓病の診断は数十人の学校のクラスで「身長」「体重」「性別」だけでクラスの中から特定の個人を見つけるようなもの**

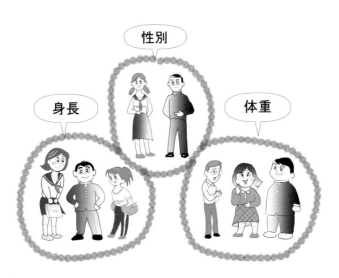

# 腎生検とは？

　一言で言うと**腎生検**とは、**腎臓に楊枝くらいの太さの針を刺し組織の一部を取って組織的検査（病理検査）をすること**です。組織的検査（病理検査）は、癌の確定などで知られておりますが、腎臓の病理検査はこの中で最先端の検査法です。

具体的には
1．光学顕微鏡検査
2．蛍光顕微鏡検査
3．電子顕微鏡検査

に分かれ、この3つをしっかり実施するのは腎臓領域しかなく、いかに多くの疾患（病気）を鑑別する必要があるのかを物語っていると思います。そこで、これから検査を受ける方も多いでしょうから、順にご説明いたします。

---

**腎生検　診断**

| 光学顕微鏡検査 | 蛍光顕微鏡検査 | 電子顕微鏡検査 |
|---|---|---|
| 病変部位と重症度を判定 | 各種抗体沈着の有無と沈着形態にて疾患判定 | 腎臓の微細構造や沈着物の有無や構造にて判定 |

多くは光学顕微鏡と蛍光顕微鏡にて診断可能
加えて電子顕微鏡による腎臓の微細構造や
沈着物の有無や構造にて最終診断

1．光学顕微鏡検査ですが、一般的に病理検査とはこのことを指します。腎臓領域では、組織片に対し、ＨＥ染色、ＰＡＳ染色、ＰＡＭ染色、マッソン・トリクローム染色が行われることが多いです。個々の染色の意味合いは今回は省略しますが、これらの染色を駆使して腎臓の糸球体、尿細管間質、血管などの変化、総合してどの部位にどんな変化があり、重症度がどれくらいかを判定します。

2．次に蛍光顕微鏡検査ですが、得られた組織に、各種抗体、主に抗IgG、抗IgA、抗$C_3$、抗C1q、抗κ（カッパ）鎖、抗λ（ラムダ）鎖などと反応させ、疾患により特徴的な反応を見る検査で、診断に大変有用です。光学顕微鏡で部位と重症度、蛍光顕微鏡検査で、疾患特有の変化を見ることで多くの腎臓病が診断できます。

3．それでも腎臓病は多種多様、複雑なため電子顕微鏡検査を必要とすることが少なくありません。電子顕微鏡検査で、腎臓の微細構造や沈着物の有無や構造を見て、最終診断を行います。

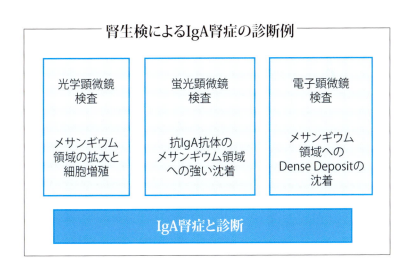

# 腎生検の実施基準と合併症

　ここまでで腎生検の重要性がおわかりかと思います。実際、どのレベルであったら腎生検を実施するのかを、日本腎臓学会のガイドラインから見てみましょう。

＜腎生検の実施基準＞
1．尿タンパク陽性である患者：1日尿タンパクが0.5g以上もしくは尿タンパク/Cr（クレアチニン）比が0.5g/gCr以上が継続する場合は腎生検の適応がある。
2．尿タンパク・尿潜血ともに陽性である患者：1日尿タンパクが0.5g以下もしくは0.5g/gCr以下であっても腎生検を考慮する。
3．ネフローゼ症候群の場合、積極的に施行する。
4．尿潜血のみ陽性である患者：尿沈渣に変形赤血球が多く存在する場合や、病的円柱を認めるなどの糸球体疾患を積極的に疑う場合には腎生検の施行を考慮する。

　その他ガイドラインから外れますが、新たな腎障害が加わったと考えられるときや治療効果判定に必要と考えられるときにも実施されます。
　このように腎臓疾患を疑った場合、正確な診断と治療のため日本では腎生検の適応を確認しながら実施していますが、一方で腎生検の合併症が心配になることと思います。同じくガイドラインより、
　「輸血以上の重篤な合併症を発症する頻度は100生検当たり約2例で、報告された死亡例は約30,000生検中2例であった」とされております。このため腎生検は手技に熟達した者、もしくはその監視下で行うことが望ましいとされております。専門医であるためかもしれませんが、私が知りうる範囲では、もちろん死亡例はなく、20年以上前に輸血したケースを間接的に確認したことがありましたが、専門医がしっかりと対応すれば比較的安全な検査法であるのではと思っています。

# 腎生検（入院）の実際

　腎生検を行うことになったとして、どのような段取りでどのように検査入院が進んでいくのか不安な方が多いと思います。
　横浜市立市民病院では、腎生検を4泊5日の入院にて実施しています。腎生検入院の実際を当院で実際に使われているクリニカルパス*9を例に挙げて説明いたしますので、ご安心ください。

　クリニカルパスは、医療者用と患者用の2種類あり、今回は実際、目にするであろう患者用を使って説明いたします。64～65頁の「腎生検を受けられる患者さんへ」の表が実際の患者用クリニカルパスです。横軸に、入院日から検査当日、そして検査後1日から退院日までとなっています。縦軸は検査、内服薬、点滴、処置などの治療に加えて、安静度、排泄、食事、検温、入浴関係など、実際にどのような入院生活を送ることになるのかイメージできるように作られています。

　当院では、月曜日に入院していただき、火曜日午前中に腎生検検査を行います。次頁の腎生検クリニカルパスを見ていただければ、入院から退院までの検査の流れがおおよそわかりますので、腎生検検査についてご説明いたします。

　腎生検は、局所麻酔を行った後、楊枝ほどの太さの針を刺して腎臓の組織を取ります。だいたい3回穿刺いたします。その後10分ほど圧迫止血を行い、腹帯に砂嚢を当てた上で約6時間安静にしていただきます。エコーでの止血の確認の後、安静度を緩めていきます。
　腎生検の病理検査の特徴として、いわゆる光学顕微鏡による検査、蛍光顕微鏡検査、そして判断が難しいときを中心に電子顕微鏡検査を行っています。これらの結果を総合して、診断していきます。

*9　クリニカルパス

クリニカルパスとは、検査や治療の標準的な経過を説明するため、入院中の予定をスケジュール表のようにまとめた入院診療計画書です。入院手続きの際、患者さんにお渡しして、入院中に受ける検査の予定やその後の治療内容、食事・入浴などの生活の流れを十分ご理解いただき、安心して入院生活を送っていただくためのものです。 また、従来の医師によってば

横浜市立市民病院における腎生検患者用クリニカルパス

### 腎生検を受けられる患者さんへ

治療計画（目的）　腎生検　　検査内容及び日程

推定される入院期間　平成　　年　　月　　日 ～ 平成　　年　　月　　日
看護計画

| 日時 | 入院日 / | 検査当日 / |
|---|---|---|
| 目標 | 腎生検に必要な準備をしましょう | 腎生検後は安静にしましょう<br>血尿がみられない |
| 検査 | レントゲン（X線検査）<br>心電図<br>検尿<br>入院後から24時間尿を貯めます（蓄尿）<br>採血があります | 午前中に腎生検を実施する予定です<br>＊看護室隣の回復室で行いますので、自室でお待ち下さい<br>＊検査はうつぶせの状態で超音波エコーで確認しながら、<br>＊針を3回程度刺して組織を取ります<br>＊検査後1回目の尿がでたら流さずに看護師に教えてください<br>その後も血が混じるなどありましたら看護師に教えてください |
| 内服薬 | 持参薬の確認<br>薬の作用により中止になる薬があります<br>（　　　　　　　） | 当日の内服薬は指示により<br>中止になることがあります |
| 点滴 |  | 検査前より持続点滴をします<br><br>検査30分前・寝る前に抗菌薬の点滴をします |
| 治療・処置 | 背中にうぶげが多い場合、必要に応じて毛を剃ります<br><br>息止め、ベッド上排泄の練習 | 検査後、仰向けに寝て、止血のため腹帯を巻き、傷口の前<br>砂のうをあてて安静を開始します |
| 排泄 | お小水は丸1日ためて下さい<br>（退院するまで）<br>トイレまで歩行可能です | 安静解除になるまで、尿器を使用しベッド上での排泄です<br>（自力で排泄できない時は管を挿入することがあります） |
| 安静度 | 院内フリーで制限はありません | 検査後仰向けのまま過ごし、起き上がり、寝返り（腰のひねり）<br>腕の上げ下げや曲げ伸ばしは可能です<br><br>目安として、<br>検査6時間後くらいで医師の診察があります<br>診察の結果で、ベッド60°挙上可能、砂のうを取り、<br>トイレ歩行（またはポータブルトイレ）のみ可能となります |
| 食事 | kcal<br>たんぱく　　g　塩分　　g<br>測定を行います | 朝・昼食中止となります<br>夕食から摂取できます（主食はおにぎり）<br>検査後から飲水可能です<br>検査後は水分を多めに摂るようにしましょう<br>（制限内で） |
| 検温 | 測定を行います | 検査前・検査後・14時・夕食後に検温を行います<br>＊検査中は適宜血圧測定を行います |
| 清潔 | 入浴（シャワー）することができます | 入浴（シャワー）はできません |

※　特別な栄養管理の必要性：　　有　・　無　　（どちらかに○）

主治医氏名　_____

師長 または
担当看護師氏名　_____

らつきがあった医療の内容を標準化し、医療に関わるスタッフ全員が患者さんの検査・治療計画を共有化することにより、チーム医療に役立て、医療の安全や医療の質の向上を目的としたものです。

＊大まかな予定です。状況に応じて追加および削除される内容もあります。
　その時はお知らせしますので、ご了承ください。
　約　　　日間

| | 検査1日目 / | 検査2日目 / | 検査3日目 / | 退院日 |
|---|---|---|---|---|
| | 心配なことは何でも相談しましょう | | | 心配なこと、疑問がない状態で退院しましょう |
| | 採血 検尿 | 検尿 | | 採血（必要時） |
| 左腰に局所麻酔を行います | | | | |
| | ・午前10時で持続点滴は終了 ・抗菌薬の点滴終了後に点滴の針を抜きます 腹帯をとり、傷の消毒をします | | | |
| | 医師の診察後から トイレ歩行可能です → | | | |
| ねり）、腰の曲げ伸ばしは禁止です | 医師の診察後に 歩行可能となります 極度の腰のひねりは避けましょう | | | 退院後4週間は激しい活動を控えましょう |
| | | | kcal　たんぱく　　g　塩分　　g | |
| | 6時・10時・17(〜19)時に 検温を行います → | | | |
| | | | シャワーができます | 退院1週間後から入浴できます |

入院診療計画書　説明確認欄　　　　平成　　年　　月　　日
私は、入院診療計画について説明を受けました。

患者氏名：

家族等氏名：
　　　　　　　　　　　　　※　患者自署の場合は家族等の名前は省略可

● コラム

# 腎生検のあと、なぜしばらく体をねじらないように言われるのか？

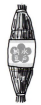
　腎臓は、「水戸納豆」のわらの部分に相当する紡錘形をした「後腹膜」の中に、納豆がソラマメ状に「ひとかたまり」になっていると思ってください。このため下の図のように、上から圧力がかかると、腎臓は下に逃げ、また下から圧力がかかると腎臓は上に逃げるという防御機構があります。この防御機能にも欠点があり、それが、「ねじれ」です。水戸納豆の上と下を握ってねじると、わらが絞られて、内圧があがり、納豆すなわち腎臓の逃げ道がなくなります。そして内圧が高まるとせっかく止血したところから再出血する恐れもときにあります。そのため**「腎生検後、2週間くらいは、体を強くねじることはやめましょう」**と言っております。ゴルフ、テニス、野球などの球技は禁物です。

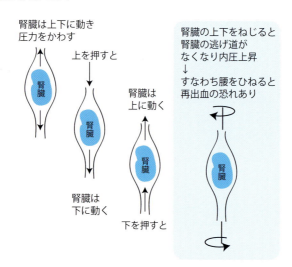

# 6章
# ネフローゼ症候群の意外な真実

　腎臓病で緊急入院される方の多くは、タンパク尿やむくみで紹介され、ネフローゼ症候群といわれて入院となるケースが多いと思います。このネフローゼ症候群の診断基準に、タンパク尿、むくみ、低アルブミン血症、高脂血症とありますが、非常にイメージしづらい病気であると思います。単純に尿にタンパクが多く出て、むくみを生ずる病気と思っていると本当のネフローゼ症候群の実態や怖さが全く伝わりません。この章では、ネフローゼ症候群の本当の姿とその怖さ、気をつけること、治療、特にわかりづらい低タンパク食の有用性を説明いたします。

# 何とか腎炎・ネフローゼ症候群と言われたら

　腎生検などで「○○腎炎」や「ネフローゼ症候群」と言われたら、本当に戸惑ってしまう方が多いと思います。仮に○○腎炎のことをある程度知っている人も、その程度（重症度）は全くわからないことが現状であると思います。

　1章の「名前からしてわかりづらい腎臓病」のところで細かいWHO分類をお示ししましたが、専門家の私でも頭から読んでいくと頭痛がしてくるくらい、正確だけどわかりづらい分類と思います。

　そこでもう1つのWHO分類ICD-10分類は、それらの腎臓病を大まかに分けておりわかりやすいので、それを下の表に示します▼。
　この5つに分けた分類でも一般的には"十分"と思われますので、今回はこれで説明していきます。

## WHO ICD-10分類 N00-N04 糸球体疾患

| | 分類ID | |
|---|---|---|
| 1 | N00 | 急性腎炎症候群 |
| 2 | N01 | 急速進行性腎炎症候群 |
| 3 | N02 | 反復性及び持続性血尿 |
| 4 | N03 | 慢性腎炎症候群 |
| 5 | N04 | ネフローゼ症候群 |

図に示すと、下の図のようになります。

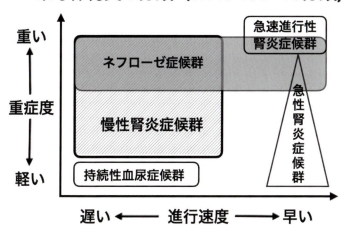

この図は横軸に進行速度、縦軸に重症度の違いを示し、5つの症候群の立ち位置を示してみました。下に近いほど重症度は軽く、別の表現をすれば、腎炎が悪化しない群です。**持続性血尿症候群**などはそれにあたります。代表的な疾患として基底膜菲薄症候群という先天的に基底膜という濾過装置が薄くて持続的に血尿が出る病気がありますが、基本的に腎機能に悪影響を与えません。

**急性腎炎症候群**はその名のとおり、感染症（風邪など）などをきっかけに、急速に血尿やタンパク尿が現れ、高血圧や浮腫を伴うこともありますが、比較的経過が良く、治癒する場合が多いです。代表的疾患に**溶連菌感染後糸球体腎炎**があります。

それとは逆に**急速進行性腎炎症候群**は、一般的に数週間から数カ月で急速に腎機能が悪化し、透析に至る病気の集まりで、とても重要ですが、必ずしも数が多くなく、治療も特別であるため、今回は敢えてお話しいたしません。

# 慢性腎炎症候群とネフローゼ症候群との関係は？

　さて、ほとんどは、残る**慢性腎炎症候群**と**ネフローゼ症候群**になります。この２つをよく理解していただければ、患者さんとしては十分でないかと思います。それでは慢性腎炎症候群とネフローゼ症候群についてのお話をしていきます。

　**慢性腎炎症候群**には、IgA腎症、非IgAメサンギウム増殖性糸球体腎炎、膜性腎症、巣状糸球体硬化症、膜性増殖性糸球体腎炎、微少変化群など、特殊な腎炎を除き、多くの腎炎が属しています。それでは、よくお話にでる、有名なネフローゼ症候群とは、どういう病気なのかということが疑問になるかと思います。

　お答えとしては、どの腎炎であっても、一定の基準を満たせば、**ネフローゼ症候群**という診断名が付くことになります。仮にIgA腎症の方がいらした場合、IgA腎症だけのときとIgA腎症とネフローゼ症候群両方である場合があります。具体的には、IgA腎症でタンパク尿が多いなどの基準を満たしたときIgA腎症＋ネフローゼ症候群となり、改善したときIgA腎症のみとなります。すなわちネフローゼ症候群とは、下の表に示した基準、主体はタンパク尿が多くなって生命予後の危険が出てきた状態のことです。

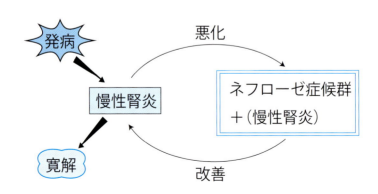

腎生検例における腎疾患分布：自験例(2002-4年)

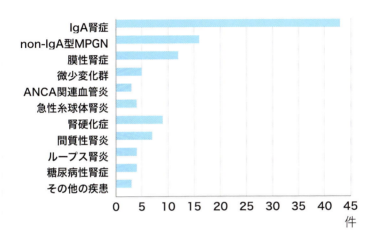

ネフローゼ症候群を来しやすい一次性糸球体疾患732例の分析

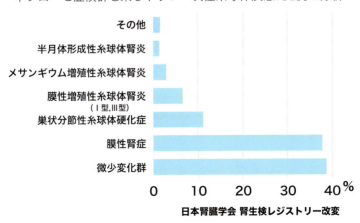

# ネフローゼ症候群は特別な病気なの？

　ここで皆さんが不思議に思うところは、なぜ腎炎だけが新たな名前；すなわち「ネフローゼ症候群」という名称が加えられるのかということでしょう。他の病気をみますと、軽くても、亡くなるほどの重篤な状態でも、肺炎は肺炎、癌は癌と名前が変わるわけではありません。

　大きな理由が2つあります。

　1つは、歴史的観点からです。**昔、今のように◯◯腎炎などよくわかっていないときに、タンパク尿が多く出て、浮腫になり、多くは死に至る怖い病気の集団があり、これをネフローゼと総称して**、あたかも一つの病気のように取り扱ってきたことがあります。これは昔の病気にはよくあったことで、病気が解明されていくに従い、病名も細分化してきた歴史があります。そこでなぜ腎炎だけが、原疾患（腎炎）＋ネフローゼ症候群と言い続けているのでしょうか？

　2番目の理由は、**タンパク尿がある一定のレベル（個人差がありますが、多くは3.5g/日以上）に体外に排出される状態が続くと、いきなり生命の危機にさらされる状態に豹変する**からです。

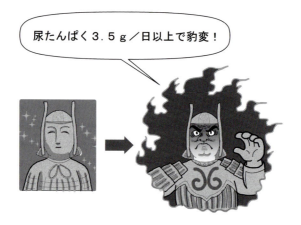

尿たんぱく3.5g／日以上で豹変！

# ネフローゼ症候群とは体で作られるタンパク質より、尿中に失われるタンパク質が多くなる病態

それでは、どのように豹変するかを一緒にみていきましょう！

次頁のネフローゼ症候群の診断基準にタンパク尿 3.5g/ 日以上が持続するとされています。なぜ 3.5g なのでしょうか？

その理由は、**多くの人で、肝臓でのアルブミン合成がほぼ 3.5g/ 日である**からです。

ネフローゼとは、その人の尿へのタンパク質喪失、多くはアルブミン喪失が肝臓でのアルブミン産生を上回り、どんどん血漿中のアルブミンを主体とするタンパク質がなくなってしまう病態を示しています。

> すなわちネフローゼ症候群とは、
> 血漿中のタンパク質喪失のため、種々の病態が悪化して生命の危機にさらされることを示したものです。

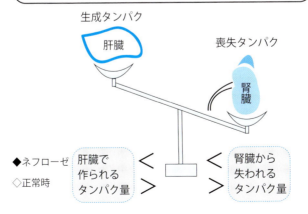

# ネフローゼ症候群の診断基準

　さてさて一般的に 3.5g/ 日を超すタンパク尿が出続けるとネフローゼ症候群になると説明しましたが、そこで下の診断基準を見てみましょう！

**成人ネフローゼ症候群の診断基準**
（平成 22 年度厚生労働省難治性疾患対策進行性腎障害に関する調査研究班）

1. 蛋白尿：3.5 g/日以上が持続する。
   （随時尿において尿蛋白/尿クレアチニン比が 3.5 g/gCr 以上の場合もこれに準ずる）。
2. 低アルブミン血症：血清アルブミン値 3.0 g/dL 以下。血清総蛋白量 6.0 g/dL 以下も参考になる。
3. 浮腫
4. 脂質異常症（高 LDL コレステロール血症）

注：1) 上記の尿蛋白量，低アルブミン血症（低蛋白血症）の両所見を認めることが本症候群の診断の必須条件である。
　　2) 浮腫は本症候群の必須条件ではないが，重要な所見である。
　　3) 脂質異常症は本症候群の必須条件ではない。
　　4) 卵円形脂肪体は本症候群の診断の参考となる。

　上記の診断基準を難しいと感じる方は多いと思います。前述のようにタンパク尿が一定量出ること、それによって主要タンパク質のアルブミンが減ることが重要です。

1.のタンパク尿についてはすでに説明したとおりです。

2.の低アルブミン血症では、体で作られるタンパク質より、尿中に失われるタンパク質が多くなると、主要なタンパク質であるアルブミンも失われて、低アルブミン血症となります。

　血液中のアルブミンの濃度が 3.0g/dl 以下の場合、ネフローゼ症候群と診断されますが、この値にどのような意味があるかというと、血清アルブミン値 3.0g/dl を境に、血漿の**膠質浸透圧**[*10] が低下して浮腫むくみが下肢を含めた全身に出現してくるためです。

3.の浮腫ですが、2の条件と相前後して出現してきます。もちろん塩分摂取が多い方や心不全などの心臓病などがある方は、もっと早めに出現します。79 〜 83 頁にて詳しく説明します。

[*10]　膠質浸透圧　膠質浸透圧とは血漿タンパクなどによる浸透圧で、血管外の水分を血管内に引っ張る圧力（力）をいい、主として血漿タンパクの中心となるアルブミンの濃度によって増減します。すなわちアルブミン（血漿タンパク）が失われていくと、血管内に水分を引き留めておけなくなり、血管外（組織間質）に水分が貯まり、むくみ（浮腫）として自覚します。

# ネフローゼ症候群でなぜ高脂血症になるのか

4．ネフローゼ症候群の診断基準になぜ脂質異常症が入ってくるのでしょうか？　少し難しくなりますが説明しますと、一般的に肝機能が保たれている場合、病気のため**アルブミンが尿中に失われる**と、そのアルブミンを補うため、肝臓でのアルブミン合成が亢進（増加）していきます。このときに、**車輪の両輪のように**、アルブミン合成の高まりとともに、**肝臓でのコレステロール生合成も増加**していきますが、アルブミンは尿から失われていくにも関わらず、コレステロールは体内に残り、どんどんたまっていきます。このため、結果的に高コレステロール血症となります。

> ネフローゼは、肝臓でのコレステロール合成も亢進し体内にたまってしまうことにより、高脂血症（高コレステロール血症）になる。

<コレステロールが上昇するしくみ>

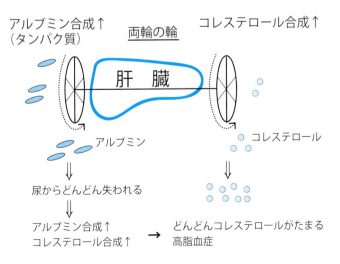

75

# なぜ怖い！ネフローゼ症候群

　それではお待たせしました。ネフローゼ症候群になると、どのように豹変するかを一緒にみていきましょう！

　73頁で**「ネフローゼ症候群とは体で作られるタンパク質より、尿中に失われるタンパク質が多くなる病態」**であるということをお示ししました。右の図を見てください▶。

　ネフローゼ症候群では、まず、タンパク尿がいっぱい出て、タンパク産生が追いつかず、血液中のアルブミンをはじめとする重要なタンパク質が失われます。そこで重要な数多くのタンパク質がなくなることにより、

**大きく3つの重大な現象、**
　●浮腫　　●感染症　　●血栓症

が起こります。

　右頁に簡単にまとめてあります▶。
　これだけでおわかりになる方は少ないと思いますので、79頁から**ネフローゼ症候群で起こる3つの怖いこと、浮腫、感染症、血栓症**について、わかりやすく説明していきます。

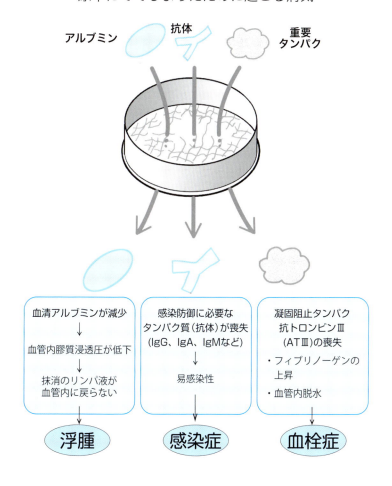

●コラム

# ステロイドの副作用ムーンフェイス（満月様顔貌）は減らせるか？

　今までどおりの食事量を維持すれば、ムーンフェイスが抑えられる可能性があります。もともとステロイドは、副腎から分泌され、危機のときに、血圧を上げたり、血糖値を上昇させたり、体内の炎症を抑制したりすることにより危険に対処するストレスホルモンです。そして血管内から栄養物を吸収して体の上半身、特に肩から顔にかけて脂肪などを沈着させていきます。そしてムーンフェイスとなるわけですが、血管内から栄養物を吸収して組織に沈着し続ければ、どんどん空腹感が増し、「どれだけ食べてもお腹が空く」という状態になります。人間はいつも食事の量や時間を考えて食べているわけでなく、体の中から分泌されるホルモンなどにより、まるで「天からの声」「本能の叫び」として「空腹感」を感じ、つい食べ過ぎてしまっているのです。その結果、顔や体幹部への脂肪の材料がさらに追加され、ムーンフェイスなどがさらに増大するという仕組みです。30年来、多くの患者さんを見ていますが、ムーンフェイスの程度は、実際は個人差が多い点は仕方ないところですが、20数年前、この「空腹感」のため、いつも以上の食事量になって増悪（ぞうあく）しているのではと考え、患者さんを2つのグループに分けて比べてみました。1つは今までどおり、もう1つのグループは、薬により空腹感が増しますが、それは「ステロイドによる偽の空腹感」であるため、なるべく今までどおりの食事量食事内容にするようにと説明し実行していただきました。結果は今までどおりの食事量にすることによって、ムーンフェイスや体重増加が抑えられました。薬により食べても食べても決して満腹感は得られませんので、皆さま方もなるべく「いつもどおりの食事量」を心がけましょう！

# ネフローゼ症候群で起こる3つの怖いこと

## 怖いこと1　怖いことのはじまり　浮腫

　**浮腫はネフローゼ症候群の必発の症状**であり、最初に起こります。まず重力的に圧力がかかりやすい下肢から始まります。

　下肢がむくみでいっぱいになると、次は全身のむくみになります。次に全身のむくみと並行して肺に水分がたまると「**肺水腫**」、また、心臓が弱い方や塩分が多い方を中心に心拡大となり「**心不全**」となります。この肺水腫、心不全と合併すると、「**息切れ**」「**呼吸困難**」を生じて、ネフローゼ症候群の浮腫における重大症状になっていきます。

　浮腫の原因は、血管内の重要な血漿浸透圧を維持する**血清アルブミン**が少なくなることです。血清アルブミンの作用の1つに膠質浸透圧（74頁参照）を維持する役目があります。膠質浸透圧という言葉は耳慣れないと思います。ここで中学の理科の授業を思い出してもらいましょう。

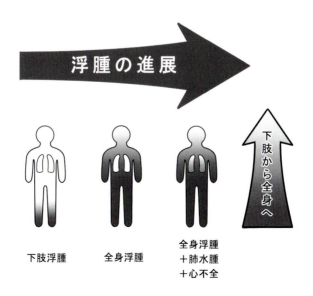

次頁、Ａの図は、容器の真ん中に、水分子を通し大きな分子を通さないセロファンなどの半透膜(はんとうまく)で仕切ったものです。浸透圧が生じていない状態です。

　これに、砂糖を右側（A-2）にのみ加えると、水は右側（A-2）の層に動いて、Ｂの図のようになります。

　このＢの右半分（B-2）は砂糖＋水、左側（B-1）は水のみとなっています。**濃度の異なった2種類の液体を半透膜を挟んで隣り合わせに置くと、お互いに同じ濃度になろうとするという性質がある**のです。

　半透膜の穴の大きさは水分子よりは大きいのですが、砂糖の粒よりは小さいとすると、砂糖は左側（A-1）には移動することができません。
　右側（A-2）が明らかに濃い溶液になっているので、Ａ全体で同じ濃度になろうとして結果的に水が左側（A-1）から右側（A-2）に移動することになるのです。

　このように、**水が半透膜で仕切られた一方からもう一方へ流れようとする現象を、**浸透と呼びます。そして**この同じ濃度になろうと水が移動する力（浸透しようとする力）を**浸透圧といいます。

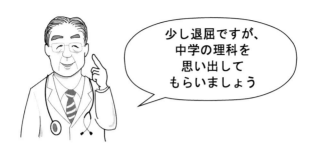

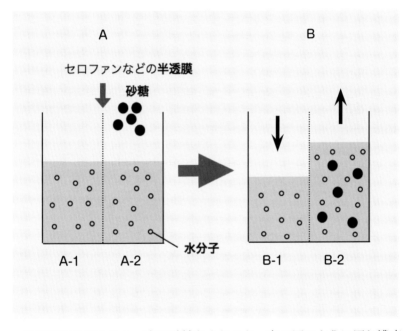

　半透膜で仕切られた一方に砂糖を入れると、右の図のように同じ濃度になろうとして「水分」が移動して増加する。

## どうしてむくむ（浮腫）のか？

▶右の図を見てください。図Aのように**アルブミンがないと仮定すると、動脈の圧力により血液の血球成分やタンパク質以外の水分が外（細胞間質）に流れ出します**。

実際は図Bのように膠質浸透圧を維持する；すなわち**水を引き込む力のあるアルブミンが血管内に多く存在しているため、血圧によって一旦出ようとした水分を血管内に引き戻し、さらに余剰の間質液を血管内に引き込みます**。間質液を引き込むとき細胞の出した老廃物もついでに血管内に回収しています。

図Cを見てください。ネフローゼ症候群や低栄養などにより、血管内のアルブミンが少なくなった状態を示しています。

図Cのように、血管内にアルブミンが低下して血管内に水（間質液）を引き込む力が失われていきます。そのため**アルブミンが失われると血液中の水分が外に流れ出したままとなり間質の水分が増加する**ことがおわかりになるかと思います。**この状態を浮腫（むくみ）**といいます。

当初、重力により下肢から始まることが多く、次第に全身にむくみが生じてきます。肺に水がたまって呼吸するスペースが水分で占められてくると、まるでおぼれたように窒息してしまいます。先に心臓周囲にも水分がたまり、心臓の機能が低下していわゆる心不全となり、呼吸困難に加えて動けなくなることもあります。（79頁イラスト参照）

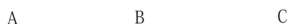

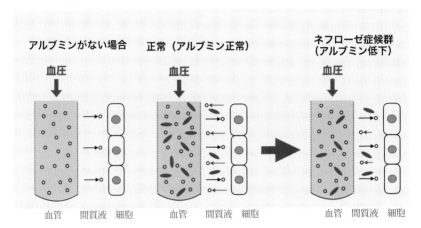

| A | B | C |
|---|---|---|
| アルブミンがない場合 | 正常（アルブミン正常） | ネフローゼ症候群（アルブミン低下） |
| 膠質浸透圧がない場合血漿（水分）が間質に流れ出す | アルブミンが血管内に多く、膠質浸透圧が発生して血圧による押し出す力を上回り、間質液を血管内に引き込む | ネフローゼ症候群によりアルブミンが血管内から失われると、膠質浸透圧が低下して間質液を血管内に引き込まなくなり、浮腫が発生する |

# ネフローゼ症候群で免疫機能低下

## 怖いこと2　浮腫より怖いかもしれない　感染症

　浮腫は何となくイメージがつきやすいのですが、**「ネフローゼ症候群が感染症になりやすい」**ことは全くピンとこないと思います。

　皮膚や気管、尿路、腸管などの物理的防御は別として、体には細菌ウイルスその他の外敵から体を守っている仕組みがいくつかあり、大きく、**細胞性免疫**[*11]と**液性免疫**[*12]に分かれます。この液性免疫は、各種の抗体が関係し、IgG, IgA, IgM, IgD, IgE などの免疫グロブリンが担いますが、アルブミンより3倍～15倍大きいため、ネフローゼ症候群の場合でも、アルブミンよりは失われにくいのです。しかし、もともとの量が必ずしも多くないため、ネフローゼ症候群でこれらが喪失し免疫機能が損なわれて、感染しやすい状態となります。このため、深刻な状態になることもしばしばです。今は医療の進歩により昔より感染防御力が増していますが、注意しなければならない重大な合併症の1つです。

ネフローゼ症候群では、アルブミン（タンパク質の一種）の他に、細菌などを殺す働きがある免疫グロブリンも多く流出してしまう。

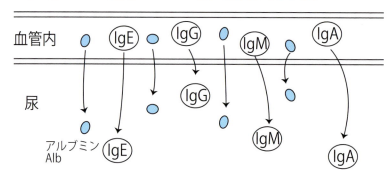

*11　細胞性免疫は、白血球（リンパ球T細胞）やマクロファージなどで直接、進入異物を排除します。
*12　液性免疫とは、リンパ球B細胞などから、各種抗体を分泌して抗原抗体反応などで抗原抗体複合体を作り、マクロファージなどにより貪食処理をします。

# うっかり見過されがちな血栓症

## 怖いこと3　浮腫より怖いかもしれない　血栓症

　ネフローゼ症候群の症状のうち、浮腫は非常にわかりやすく皆さまもすぐに理解してくださいます。次の感染症も、想像を働かせていただくと何とかわかった感じを持ってください。ネフローゼ症候群のイメージから一番遠いけれど、決して侮れない合併症が血栓症、特に静脈系の血栓症です。この合併症は医療関係者でも「ついうっかり」しがちで、それは一見ネフローゼ症候群と血栓症が結びつかないためです。少しむずかしいですが、説明していきます。

　**ネフローゼ症候群では、アルブミン喪失による肝代謝活性化（肝臓でアルブミン合成が亢進）により、コレステロールと同様に血液中のフィブリノーゲンという物質が増える**ことが多く、この物質は血液の凝固をうながします。さらに**血液の凝固を阻止するはたらきのあるタンパク質（抗トロンビンⅢ、略語：ＡＴⅢ）**が、血液中から尿へもれ出てしまうため、**血液は凝固しやすい状態**になります。このためネフローゼ症候群では体の中に血栓ができやすい傾向にあり、このことを「**血液凝固能の亢進**」という医学用語を用いて説明しています。血栓症は一般に動脈系の血栓症として、**脳梗塞、心筋梗塞、腎梗塞、閉塞性動脈硬化症**などが知られておりますが、ネフローゼ症候群の場合、血管内脱水などがベースにあり、流れの緩やかな静脈系の血栓症である、**深部静脈血栓症**[*13]やそれに続く**肺塞栓症**[*14]などが起こりやすいことが知られています。

[*13]　深部静脈血栓症とは、下肢および骨盤内などの深部静脈に血栓が生ずる疾患。しばしば無症状性であることが多いが完全閉塞に近くなると腫脹したり炎症を伴うことがあります。長時間同じ姿勢を取り続けて発症することがよく知られており、**エコノミークラス症候群**との別称もあります。

[*14]　肺塞栓症とは、しばしば深部静脈血栓が遊離して静脈血流によって肺に運ばれ、肺動脈を閉塞することにより呼吸循環障害を生ずる病態をいいます。深部静脈血栓症と肺血栓塞栓症は連続した一つの病態と考えられており、両者をあわせて「**静脈血栓塞栓症**」といわれることもあります。

# ネフローゼ症候群で起こる血液凝固能の亢進

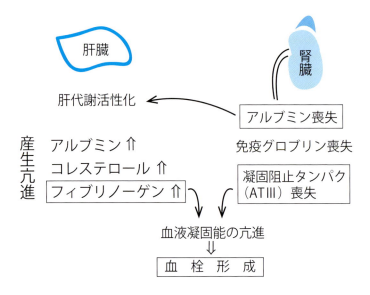

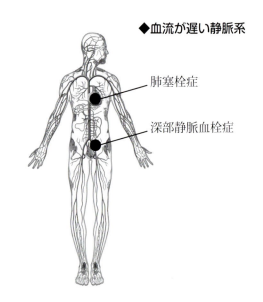

◆ネフローゼ症候群では
静脈系血栓症が
起こりやすい

◆動脈系血栓症
　脳梗塞
　心筋梗塞
　腎梗塞
　閉塞性動脈硬化症など

# ネフローゼ症候群の治療

　ネフローゼ症候群は、今までお話ししたとおり、さまざまな腎炎で起こります。そのため治療の第一歩は、ネフローゼ症候群を引き起こした「原疾患」の治療です。ネフローゼ症候群を引き起こす原疾患は数多く、その原疾患ごとで治療法が異なるため、この本では、原疾患それぞれの治療については割愛します。

　一方で、共通となる治療については、患者さんの協力が必要であったり、理解しておいた方が良い結果を生むため、これからお話しいたします。

## ＜どのネフローゼ症候群であっても改善しやすくなる治療＞

**１．低タンパク食、減塩を中心とした食事療法**

**２．タンパク尿低下作用、腎保護作用を持つ薬剤の投与**
・ACE阻害薬 (Angiotensin-converting-enzyme inhibitor；ACEI) の投与
・アンギオテンシン受容体拮抗薬（Angiotensin II Receptor Blocker；ARB）の投与

**３．合併症予防薬の投与**
●利尿薬
●感染防御薬
●抗凝固薬

これらについて順番に説明いたします。

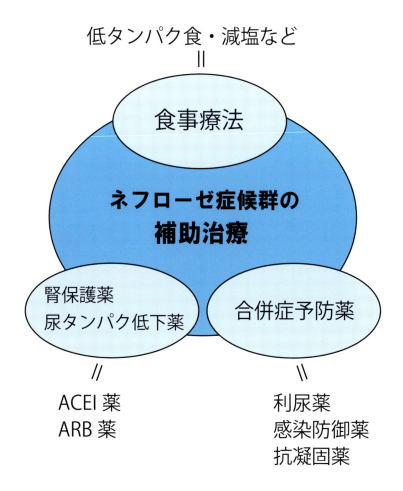

# ネフローゼ症候群の食事療法

ネフローゼ症候群における食事療法は、ズバリ

- 低タンパク食
- 減塩

です。

　この中で皆さまが不思議に思うのは低タンパク食です。ネフローゼのため尿中に多量のアルブミンを中心とするタンパク質がもれ出ているため、血液は低タンパク血症となっており、このため素直に考えれば、いっぱいタンパクを食べて補うことがごく自然であり、実際に20年ほど前までは、高タンパク食を摂っていた時代がありました。私も医師に成り立ての頃、そのように教えられていました。20年ほど前、我々は、ネフローゼ症候群の患者さんに対して、失われた「アルブミン」を投与すると、投与したグループの方が、ネフローゼが治りにくいことを見いだしました。これは、今日、**ネフローゼ症候群において、なるべくアルブミン補充をしない**という定説になっています。それを進めて、動物実験で確認の後、高タンパク食の代わりにネフローゼ症候群の患者さんに低タンパク食を摂っていただいたら、ネフローゼ症候群の治癒を早めることができました。それ以降、**ネフローゼ症候群における食事療法は、高タンパク食でなく、低タンパク食である**ということが常識となりました。

　皆さまは、なぜ高タンパクでなく低タンパク食なのか？という疑問が湧くと思います。そこを理解しない限り、ご協力を得られないため、次頁で説明いたします。

なぜ、低タンパク食？？

# ネフローゼの食事療法はなぜ低タンパク食

　前の頁で説明したように、高タンパク食は治療を妨げることがわかり、低タンパク食を実施するようになったのですが、なぜ低タンパク食がネフローゼ症候群の治癒を早めるのでしょうか？

　それでは一番確かと思われる理由をお示ししたいと思います。皆さん、特殊な腎炎でない限り、一般的な腎炎はその程度により、5年10年15年20年かけて腎炎が悪化して腎不全になることはよく知られております。普通の考え方では、腎臓に持続的な炎症があるならば数年で悪くなると思われるのに、なぜ15年20年それ以上かけて悪化するのでしょうか？

　一般的な腎炎では、それはヒトが持っている自己修復力のため、**腎炎で糸球体基底膜（ふるいの役割をするろ過膜）などが壊れても、また自己修復することにより、一気に悪くなるというより、「壊す」「治す」「壊す」「治す」そして「壊す」ことにより一歩ずつ悪化**していきます。このため「慢性」（糸球体）腎炎[*15]といわれます。

　糸球体の基底膜（ろ過膜）が壊れていくと、本来出ていかないはずのアルブミンを代表とするタンパク質がどんどん出て行き、ネフローゼ症候群になります。基底膜（ろ過膜）の狭い穴を分子の大きいタンパク質が無理矢理通り（物理的障害）、さらに基底膜が壊れます。また、もともと基底膜には荷電があり、タンパク質と反発することにより基底膜を通過させない機能もありますが、タンパク質が基底膜を通ると荷電を壊す（電荷障害）ため、さらにタンパク質が抜けやすくなります。

　これらのため**糸球体基底膜（ろ過膜）を通るタンパク質をできるだけ抑えることが、本来の自己修復力を高めることにつながる**わけです。おわかりいただけましたでしょうか？

[*15]　慢性腎炎：（糸球体）慢性腎炎症候群（68頁参照）の一般名称

# 低タンパク食は
# 腎臓の自己修復力を助ける

ーヒトには自己修復力があるー

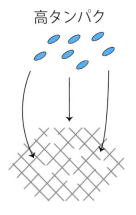
高タンパク

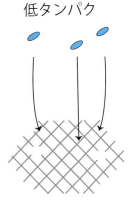
低タンパク

基底膜（ふるい）

多くのタンパク質が
ふるいを通ると
障害されている組織を
さらに壊して
自己修復を妨げる

低タンパク食では
基底膜を通過する
タンパク質が減り
自己修復力を
助けて治癒を早める

# ネフローゼ症候群の治療は「壊れたふるい」の修理と同じ

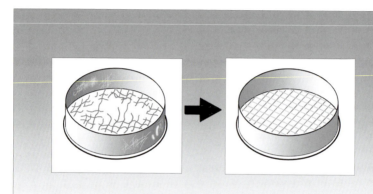

人間には自然治癒力があり、自然と治ることもある。腎炎でもすぐに悪化しないのは、修復と破壊の繰り返しの後、次第にふるい（基底膜）が荒廃していくから。

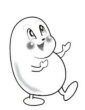

へえ〜
医療は自然治癒力を助けているんだ

# 7章
# 腎臓の驚くべき能力の数々！

　腎臓は数ある臓器の中でもっとも多彩な能力を持っています。そして皆さんが想像する以上の力で私たちの生命を維持することに貢献しています。

　この章では、腎臓の基本的な能力─すなわち老廃物を排泄する能力のみならず、外部の環境変化に関わらず内部環境を維持してきた能力や、進化に伴い獲得されていった想像以上の能力を皆さまにわかりやすくご説明していきます。この章を理解していただきますと、後に続く、もし腎機能障害が出た場合、どのような症状が出現してくるかもよくわかることと思います。

# 腎臓の機能は老廃物の排泄だけじゃない！

　皆さん　腎臓の機能をどれだけご存じですか？　腎臓は皆さま方の想像以上の働きをしております。ここで驚くべき腎臓の働きの主なものをお示ししましょう！

　腎臓、心臓、肝臓、肺臓、脾臓などの臓器は一つ大きな目的を行うためにあります。たとえば心臓は血液を体中に循環するため、また肺臓は体外から酸素を取り込み、いわゆる「呼吸」をするためです。

　一方で腎臓はどうでしょうか？　もちろん最大の存在理由は**「老廃物」を体外に排出**するためですが、もう1つの大きな理由は、**体の内部環境の維持**です。そして残りは**進化によって変化した環境に適応する**ことです。だいぶ難しくなりましたが、ここは何となく「そんなもんかな」と思うだけで結構です。腎臓の機能は

> 1．**「老廃物」を体外に排出し、かつ水分を失わないように調節する**
> 2．**電解質（ナトリウム、カリウム、カルシウムなど）や酸塩基平衡（体を弱アルカリに保つ）などの体の内部環境の維持**
> 3．**進化によって変化した環境に適応する**

などです。

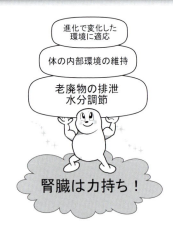

# 進化で獲得した腎臓の機能

　進化の過程で、海から陸へ環境が大きく変化し、これに対応してきたのが、**空気を取り入れるために進化した肺臓**と内部環境を**「太古の海」と同じ環境にするために進化した腎臓**です。ここでは、**水分不足、塩分不足、カルシウム不足そして重力に対抗してきた腎臓**についてお話しします。

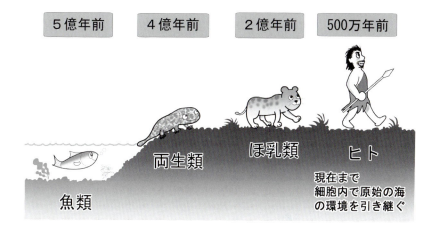

5億年前　4億年前　2億年前　500万年前

魚類　両生類　ほ乳類　ヒト

現在まで細胞内で原始の海の環境を引き継ぐ

原始の海の環境 →

**外は原始の海**
体内は原始の海と同じ組成

**外は空気に**
・水不足→水分を保持して再吸収増加
・塩分不足→塩分維持 ─┐
　　　　　　　　　　　├ RA系の完成
・重力に勝つ ┌血圧維持┘（レニン・アルドステロン系）
　　　　　　└骨格の維持 ─┐
　　　　　　　　　　　　　├ ビタミンD
・Ca不足→Caの保持 ────┘
　（カルシウム）

# 腎臓の適応：陸の上は水や塩が少ない

　生命は原始の海の中で誕生し、進化する過程で4億年前に両生類として遂に陸に上がってきました。進化の過程で海を離れるのに30億年以上もかかっています。そこからほ乳類まで2億年、ヒトまでまた2億年です。この海から陸への環境の変化は想像以上に劇的な変化でした。陸へ上がるということは、生物にとっては生きることがより厳しい環境になるわけで、最初の関門は空気の存在です。そこから酸素を取り入れるため肺臓が発達しました。この本は腎臓の本ですので、肺の話はこれくらいにします。

　腎臓の話に移りますと、海水中ではカルシウムと水が豊富ですが、陸上では逆にカルシウムと水が欠乏する状況が生まれました。そこで**「太古の海」と同じ環境にするために進化した腎臓**が大きな役割を担いました。このことを説明していきます。

| 「太古の海」と「陸上」を比べると | 1. 水不足 |
| | 2. 塩分不足 |
| | 3. カルシウム不足 |
| | 4. 重力の出現 |

## 1. 水不足

　太古の海では、当然水分は有り余っており、老廃物とともに垂れ流してもいくらでも補充が可能です。陸に上がると、老廃物とともに水分を垂れ流していては、干上がってしまいますので、効率よく水分を再吸収して「濃いおしっこ」を作れるようになりました。
　（52頁 「効率よく濃縮尿を作るシステム」参照）

## 2．塩分不足

　太古の海では豊富にあった塩分ですが、陸に上がれば、周りは空気ですので当然塩分はありません。このため塩分を極めて効率よく再吸収するシステムができました。この項では詳しくは述べませんが、**レニン・アルドステロン系（RAS）が完成**しました。
（135頁 「効率よく血圧を上げるシステム」参照）
　また腎臓は体内の環境を太古の海と変わらない組成で維持することより、さまざまな複雑な代謝システムを維持させることに成功しています。

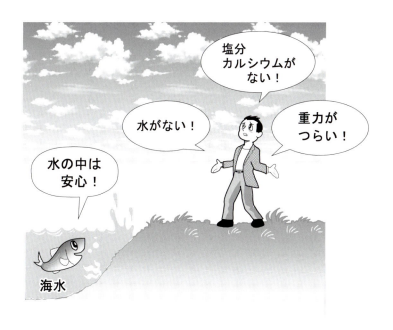

# 腎臓の適応：陸の上はカルシウム不足

## 3．カルシウム不足

　これも太古の海の中には潤沢にあったカルシウムですが、陸に上がれば当然欠乏します。このため腎臓は皮膚、肝臓と協力して**活性を高めたビタミンDを作りだし、腸管からカルシウムを効率よく吸収**して体内に保存するシステムを作り上げました。

### 効率よくカルシウムを吸収するシステム

　下の図のように、ビタミンDは食物中にも含まれておりますが、皮膚に紫外線を受けることでプレビタミン$D_3$となり、数日でビタミン$D_3$となり、肝臓にて水酸化され$25(OH)D_3$となり、腎臓にて活性型ビタミン$D_3$；$1,25(OH)_2D_3$となります。

　この活性型ビタミン$D_3$は、小腸での食物からのカルシウム吸収を促進し、腎臓では、尿からのカルシウム再吸収を促進させて、カルシウムバランスをプラスにしていきます。また骨に作用して骨代謝を促進させます。

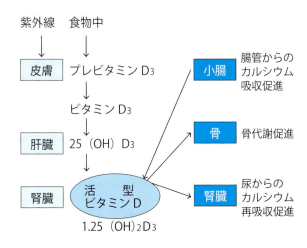

# 腎臓の適応：
## 重力に耐える体づくり

### 4．重力への対応

　太古の海の中と違い、大気の中では重力の影響を強く受けます。これに対抗して、**体内にためたカルシウムで丈夫な骨を作り重力に対抗する一方で、骨をカルシウムの貯蔵庫として利用**しています。

　また、重力に逆らって頭に血液を送り込めるよう、**血圧を上げるために、前述のレニン・アルドステロン系（RAS）を利用**して、血圧上昇とともに適正な塩分濃度を維持しています。
（135頁「効率よく血圧を上げるシステム」参照）

```
       ┌── 重力に打ち勝つ ──┐
       ↓                    ↓
```

**体を支える**

骨の形成
・カルシウムを
　貯蔵する
・骨髄にて
　血液を作る

**脳血流を保つ**

・血圧を上げて
　脳血流を保つ
・塩分　体液量保持
　　　⇑
腎での RAS 系の働き
（レニン・アルドステロン系）

# 腎臓での赤血球産生の調節

　今までお話ししてきたように、腎臓は進化に伴い変化した環境に適応してきました。これまで、水分、塩分の不足、カルシウムの不足、そして重力への対応などについて、お話ししてきました。腎臓の進化に伴う環境変化に対応していったものなので、今回の「腎臓での赤血球産生の調節」が一番わかりづらいことと思います。

　まず水中の時代、魚類では赤血球産生はそもそも腎臓で調節して腎臓で産生していました。それは腎臓が酸素を運ぶ赤血球と酸素濃度を知るセンサーを持っていたからです。それが陸に上がり両生類になったとき、腎臓は複雑化して腎臓の空きスペースがなくなり、産生場所を求めて脾臓に引っ越しました。さらにほ乳類となったときに、重力に対抗してできた骨ですが、丈夫で軽くする進化の過程で、骨の中を中空にする必要が生まれ、その空きスペースを血液系の産生基地にしていったと思われます。そのなごりで今でも大量出血や骨髄の機能が抑制された状態では再び脾臓での造血が行われることがあります（髄外造血）。

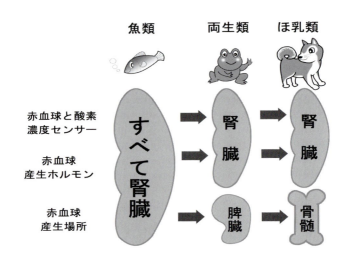

# 腎性貧血と
# エリスロポイエチン産生細胞

　太古より腎臓で赤血球の産生調節がなされています。その大きな理由としては、進化に伴い、さまざまな動物により、適正な赤血球濃度が異なっていることが知られています。**赤血球の濃度調整を的確にするためには、多くの血液が流れ込み、それを感知する感覚器：センサーを持ち合わせている腎臓がもっとも合理的**であることになります。さてそれでは、腎臓のどこで造血因子が産生されているのでしょうか？

　少し難しくなりますが、近位尿細管細胞（きんいにょうさいかんさいぼう）と腎糸球体輸出細動脈の近くに線維芽細胞様（せんいがさいぼうよう）の**腎エリスロポイエチン産生細胞（REP細胞）**があります。

　REP細胞周囲は他の組織に比べて酸素供給量が少なく、酸素消費量が多いことから、個体への酸素供給量の減少をもっとも鋭敏に感知できる部位であると考えられています。REP細胞は、線維芽細胞に起源を持ち、腎不全になり、血流が変化したり、環境が変わると次第に「先祖帰り」して線維芽細胞に変化していき、エリスロポイエチンを産生する能力が低下します。これが進行すると**腎性貧血**となります。

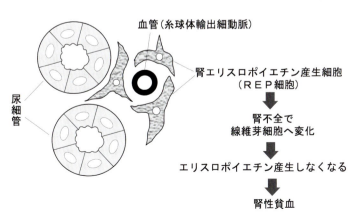

エリスロポイエチン産生細胞の場所と腎性貧血

# 腎臓のすばらしい機能のまとめ

## 腎臓の機能

1. 老廃物の排泄
2. 水分（体液量）の調節
3. 電解質の調節
4. 身体の酸性アルカリ性の調節
5. 血圧の調節
6. カルシウム代謝（ビタミンDの活性化）
7. 赤血球の生成（エリスロポイエチンの産生）

## 腎臓の機能〈イメージ図解〉

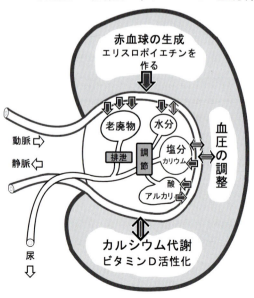

# 8章
# 腎不全になるとどうなるの？

　7章で腎臓の驚くべき能力の数々を学んでいただいたと思います。腎臓が悪くなっていくと腎臓の機能が少しずつ障害されていきます。原則少しずつ機能が低下するため、当初は何となく調子が悪い、体が錆びついてくるような老化と混同しがちです。しかしながら、着実に腎臓の機能は低下して、最後には末期腎不全となり、腎移植や透析をしないと生きていけなくなります。**腎臓が悪くなるに従って、後から獲得した機能から基本的に失われていき、最後に本来の老廃物の排泄や水分調節の低下により終末を迎えます。**
　この章では腎不全一般の症状や対策についてお話しします。

# 腎不全とは？

　皆さん「○○不全」という言葉をよく耳にしていることと思います。この○○の部分に、肝臓の肝、心臓の心、腎臓の腎などをあてはめると、肝不全、心不全、腎不全となり、よく聞く言葉になります。「○○不全」は○○の臓器の機能が著しく低下してその臓器の本来の機能が果たせなくなった状態をいいます。

　ですから**腎不全は、腎臓の機能が低下して、腎臓本来の機能が果たせなくなった状態**を言います。さまざまな原因で腎不全になりますが、腎臓病や腎臓に影響する病気などにより最終的に腎臓の機能が低下した状態と考えてくださってよろしいと思います。

---

### 腎不全

腎不全とは腎臓の機能が低下して、腎臓本来の機能が果たせなくなった状態をいう。

主に内部環境の維持ができなくなり、老廃物や水分を十分排泄できなくなってしまいます。

# 腎不全（慢性腎臓病）の症状

　腎臓の機能がわかったところで、皆さん「腎不全」の症状を勉強していきましょう！

　そうはいっても、新たに勉強する必要はありません！　先程から、腎臓の機能を勉強してきたはずです。これらの機能が段階的に低下してきたものが腎不全の症状になります。

　下の図を見てください。中央の丸の中が腎臓の機能です。今まで説明してきた種々の機能があります。一方でこれらの機能が失われていくと、それぞれの障害の程度に応じた腎不全の「症状」があるときは順に、あるときはさみだれ的に出現してきます。

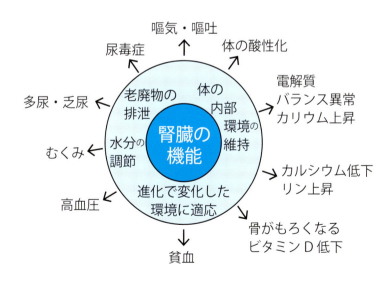

# 夜中にトイレに起きることは ありませんか？

　腎臓の機能の第一は、「老廃物」を体外に排出し、かつ水分を失わないように調節することでした。

　ここで皆さん、

> 腎臓が障害されて、腎機能が３割ほど落ちたらどうなるでしょうか？
> 腎機能検査が３割悪くなるでしょうか？

　もともとの腎臓は予備力があり、腎機能が２～３割落ちても、２～３割腎臓が頑張るため、見かけの腎機能はあまり変わりません。
　そのため、まだ血清クレアチニンなどの腎機能検査では機能低下が明らかではなく、まだよくわかりません。でも変わってくるものがあります。

まず濃いおしっこを出す力が失われます。

　そうすると同じ量の老廃物を外に出すためには、
＊薄いおしっこを多く出す必要がでてきます。そうしますと
＊のどが乾きますが、その症状はあまり気づかれません。

でも尿の量が多くなるとどうでしょうか？
＊夜の間に膀胱がいっぱいになっておしっこをするために夜中に起きるようになります。

## 昼間より夜の方がおしっこの回数が多いのは何故か？

　これは大変よく聞かれる質問です。
　理由は、**腎臓はエネルギーである血液をいっぱい必要とする臓器である**ためです。

　52頁のコラムで説明したように腎臓には**1日約1500リットルの血液**が流れます。効率よく老廃物を濃縮するためには多くのエネルギーすなわち血液量が必要です。

　<u>昼間は</u>、頭や胃腸そして筋肉などがエネルギーを必要とするため、血液が奪い合いとなり腎臓が弱ってくると、限られた血液量から効率よく尿を作ることが難しくなり、作業を夜に持ち越します。

　<u>夜、特に睡眠中</u>になると、さすがに頭や胃腸そして筋肉なども多くの血液を必要としなくなるため、腎臓が血液を独り占めして、毒素を外に出そうとして頑張るわけです。**夜中の多尿は、腎臓がけなげに頑張っている証拠ですので、温かく見守っていくしかありません。**

　ですから、寝る前に水を飲まないという人がおりますが、水を飲まなくても尿を出そうとしますし、水を飲まないと結果的に夜間の脱水になりますので危険です。
　お年寄りは夜中によくトイレに行くといわれますが、明らかに腎臓機能が低下していなくても、加齢の影響で腎機能は低下します。
　そのため多くの高齢者が夜間にトイレに起きることになります。

# 夜中にトイレに起きることを減らすには

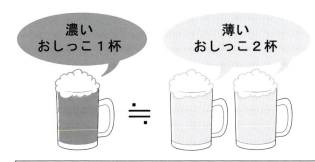

腎機能が落ち始めると、薄いおしっことなり、そうすると、尿の量、特に夜間の尿量を増やさない限り、毒素がたまりやすくなる

　前頁でお話ししたように、原則、腎臓がけなげに頑張っていることですので基本的には妨げない方が良いのです。
　一方で、何も方法がないわけではありません。腎臓の負荷をとれれば良いので、そのなかで水分負荷をどのように減らすかが問題です。結論から言うと「減塩」が一番効果があります。

### 夜中にトイレに起きることを減らすには「減塩」が一番

　前にお話ししたように、水分のみ制限しても老廃物がたまり、あまりよくありません。一方で、**減塩をすると水分をため込む力が弱くなり、昼間のうちから尿量を増やすことができるようになり、結果として夜間の尿量を減らすことができます。**
　塩分を排泄するために夜間早朝は高血圧になるのです。**減塩は、この夜間早朝の高血圧を改善させる効果もあります。**

# 腎不全によって体は錆びついた機械のようになる

■腎臓の機能の第一は

**1.「老廃物」を体外に排出し、かつ水分を失わないように調節すること**
ですが、機能が低下すると、最初に、濃いおしっこが作れなくなり尿が薄くなって、老廃物を出すために多尿ぎみになるというお話をしました。

このように薄いおしっこでも多く出すことにより、体の老廃物を外に出せているうちは、血清クレアチニン値などの腎機能は悪化せず、一見腎機能は正常に見えます。この頃を**代償期**といいます。その後、いくら尿を出しても体に老廃物が残る状態となり、**非代償期**となり、腎機能が悪化し始めます。この後、徐々に尿量そして老廃物の排泄が少なくなり、**尿毒症期**となります。尿毒症期は老廃物がたまることにより、体の中の環境が悪化することになり、「油の切れた機械」のようにスムースに動かなくなります。最後には、透析をしない限り老廃物がたまったり内部環境を維持できなくなり、生命の危機となります。

■腎臓の機能の第二は

**2．電解質（ナトリウム、カリウム、カルシウムなど）や、酸塩基平衡（体を弱アルカリに保つ）などの体の内部環境の維持**

少し前に腎臓は内部の環境を太古の海の環境にするために調整しているとお話ししました。逆にいうと、体の細胞は、何億年前から同じ環境で最高のパフォーマンスをするように調整されておりますので、そのバランスが崩れてくると、どこがどうといったことでなく、錆びついてきた機械のように少しずつ機能が低下します。急に手が動かなくなるとか足が動かなくなるとかでなく、何となく調子が悪いということになります。だだし、一点、カリウムだけは特別です。

# カリウムは特別に危険

## なぜカリウムが特別なのか？

　この本をお読みになっている方の中でも、さんざんカリウムについては、医師や看護師そして栄養士の方々からいろいろ説明、言葉を変えればご注意があったことかと思います。そのいわば小うるさい「ご注意」の真意は、末期の腎不全になっても、最悪透析をすれば命は永らえることができますが、カリウムが急に高くなると「万一の急死」があり、ご本人のみならず、ご家族、そして我々医療者も心を痛める結果を引き起こすことがあるからです。その理由としては、**カリウムの適正範囲が極めて狭く、本来微妙な調節が必要**ということに起因しています。もちろん個人差はありますが、カリウムは適正範囲が極めて狭く、危険域まであまり余裕がないため容易に危険域まで上昇し、**心筋に作用し不整脈、特に致死性の不整脈を誘発する**のです。このため我々医療者は、食事指導は当然として、生活指導や教育を行う一方で、高カリウムを悪化させる「代謝性アシドーシス」（体液が酸性化していること）なども改善させる治療を行っています。

### カリウムの正常域は狭い

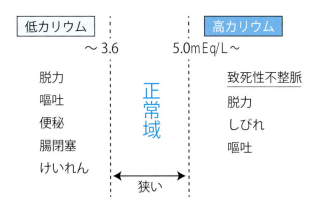

# 腎不全：適切な内部環境に合わせられなくなること
## 高血圧・骨粗鬆症・腎性貧血

■腎臓の機能の第三は

3．**進化によって変化した環境に適応していること**です。
  3－1 血圧の調整
  3－2 カルシウム代謝
  3－3 赤血球の産生の調節
について、順番にご説明していきましょう。

3－1 血圧の調整障害ですが、腎臓は、レニン・アルドステロン系（135頁）の調節障害と体液貯留などにより**高血圧**を高頻度に合併します。

3－2 カルシウム代謝の障害として、腎でのビタミンDの活性化（98頁参照）が十分にできなくなり、骨代謝を十分に行えなくなります。腎不全の状態が継続しますと、低下したカルシウムを増加させるために、副甲状腺から副甲状腺ホルモン（ＰＴＨ）が分泌され、骨からカルシウムを動員（奪い取る）します。骨からカルシウムが抜き取られるため、体中の骨がスカスカとなり、いわゆる**骨粗鬆症**になってしまいます。これを別名、**腎性骨異栄養症**といいます。

3－3 赤血球の生成障害として、腎臓から**エリスロポイエチン**という骨髄に作用して赤血球を産生するホルモンが分泌されることはお話ししたとおりです（101頁参照）。腎不全になると当然この機能が失われ、貧血となります。このことを**腎性貧血**といいます。

# 腎不全の症状のまとめ

　105頁、腎不全（慢性腎臓病）の症状のところで、図示したものを、わかりやすく下に表の形でまとめました。
　症状の出方や順番は、腎臓病の原疾患や合併症（心不全・糖尿病など）などにより異なりますし、その方の食事内容によっても、大きく異なります。
　また、症状を抑える薬剤をうまく使うことにより、「透析直前になるまで腎臓病であると思えなかった」という方もいるくらいです。

## 腎不全の症状のまとめ

| | | | |
|---|---|---|---|
| 1 | 老廃物の排泄 | → | 尿毒症、嘔吐、かゆみ |
| 2 | 水分（体液量）の調節 | → | 浮腫（むくみ） |
| 3 | 電解質の調節 | → | 電解質のバランス異常 |
| 4 | 酸・アルカリの調節 | → | 体液が酸性化、嘔吐 |
| 5 | 血圧の調節 | → | 高血圧 |
| 6 | カルシウム代謝 | → | 骨がもろくなる |
| 7 | 赤血球の生成 | → | 貧血 |

# 9章
# 腎臓病の予想外の悪くなり方を知っておこう

　皆さん何となく腎臓が悪くなっていくことは頭ではわかっていますが、具体的な悪化のイメージを持っている人は医師でもそう多くはないという印象を私は持っています。この章では、具体的な腎臓病、特に慢性糸球体腎炎の代表であるIgA腎症を例にあげて、皆さまによくわかっていただけるように説明いたします。その中で、予後（将来の見通し）が良い群、悪い群に関わらず、どの群でも最後は急速に悪化していく事実をお示しします。さらに昔、良い治療がなかった頃は、血清クレアチニン値が2を超えると4年以内に8割の人が透析になっていたという衝撃的な事実も共有したいと思います。

# 慢性腎炎は
# どのように悪くなっていくのか？

　皆さんは慢性糸球体腎炎が進行していくと、いつかは透析になるというおぼろげな印象があると思います。慢性糸球体腎炎でもっとも患者さんの多いIgA腎症を例にして説明したいと思います。

　腎臓学会のIgA腎症診療指針も現在では第3版(2011)となり、予後判定が複雑になりましたので、わかりやすい少し前の第2版(2002)を用いて、IgA腎症の予後（腎機能悪化）の分類を見てみましょう。右のグラフは見ていただければおわかりのように非常に直感的で、医師にとっても患者さんにとっても何となく理解しやすいものでした。

▶右頁のグラフですが、縦軸はクレアチニンクリアランス（CCr）といって腎機能を表す指標です。GFR（推定糸球体濾過量、48～51頁参照）正常を約120ml/minとして0が腎機能がなくなった状態を示します。直線的に腎機能の変化を表しており、約10ml/minを下回ると、末期腎不全となり透析導入となります。横軸に経過年数を表しております。

　各グループの説明ですが、予後不良群はほぼ5年以内に透析になる可能性がある群で、一番病気の進行が早い群です。以下、図の下の説明のように、予後比較的不良群、予後比較的良好群、予後良好群に分かれ、それぞれの説明のように病気の進行がゆっくりとなります。

　見ておわかりのように、非常にわかりやすく、直感的です。でもわかりやすさ、直感的が必ずしも良いわけではありません。名称の問題や実際の進行からさまざまな問題が生じたため、現在の第3版ではやや複雑になっています。

　次の実際の症例がどうなったかを見ていただければ、よく実感できると思います。

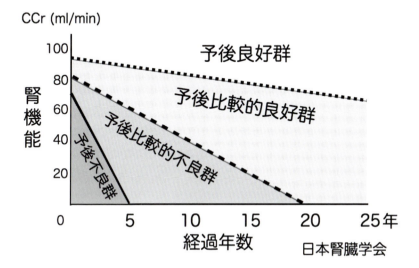

1. 予後良好群：透析療法に至る可能性がほとんどないもの
2. 予後比較的良好群：透析療法に至る可能性が低いもの
3. 予後比較的不良群：5年以上、20年以内に透析療法に移行する可能性があるもの
4. 予後不良群：5年以内に透析療法に移行する可能性があるもの

※「予後」とは、将来の見通しを示す医学用語。
予想される医学的な健康状態に関して、統計および経験に基づいた見解を意味します。たとえば、「予後が悪い」とは、「医学的な見通しが悪い」ということです。

# 実際の慢性腎炎（IgA 腎症）の悪くなり方

　最新の研究結果によれば、さまざまな治療をした結果、現在の実際の予後（腎機能悪化）は、昔に比べて明らかに改善されております。一方で、病気そのものの本当の姿は、良い治療がなかった時代の昔の正確な記録からこそ、本来の病気の悪くなり方がわかります。そのため少し古くなりますが、昔、2ヵ所あった国立の腎センターのうちの1つである国立佐倉病院の記録が、本来の腎炎、その代表として IgA 腎症の悪化の姿をよく現していますので、それを例にとって説明いたします。

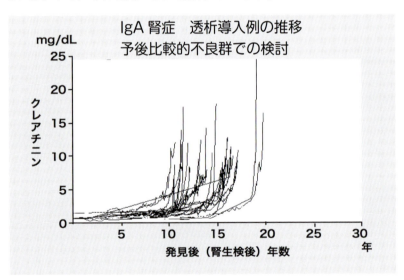

▲上のグラフですが、腎生検にて IgA 腎症と診断された患者さんが、発見後どのように腎機能（血清クレアチニン値）が変化したかを、1例1例その経過を見たものです。予後不良群、予後比較的不良群、予後比較的良好群の3群に分けて検討したものですが、このうち予後比較的不良群のみ取り出したものが上図です。横軸に発見後の経過年数、縦軸に血清クレアチニン値（腎機能）を示しています。

この図は、IgA腎症で一般的なグループで、発見後10年から20年して透析になっております。
　さらに見てみますと、発見後10年くらいまでどの方もそれほど腎機能が悪くなっていません。一方で症例にもよりますが、どこかの時点から腎機能が急速に悪化し始めて数年で透析になっていることがわかりました。

　では、他のグループはどうでしょうか？
　それでは下に予後不良群、予後比較的不良群、予後比較的良好群の3群を記した図を示します▼。

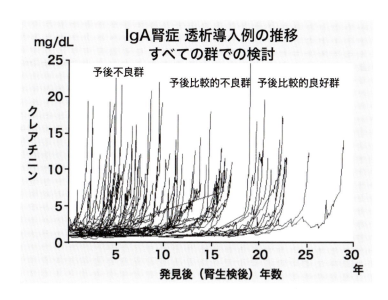

　グラフの縦軸の血清クレアチニン値が10以上のときに透析になります。

よく見ていただくとおわかりになると思いますが、**重要なことはどのグループであっても、最初は腎機能が全く悪くならず、結果的に透析になってしまった 5 年から 10 年前から急に腎機能が悪くなり始めて、同じような経過をたどり最後に急速に悪化している**ことです。
　つまり、クレアチニン値が急に上昇（急なグラフの立ち上がり）するときに、腎機能は急速に悪化していきます。理由は、124 〜 128 頁「どうして最後に腎機能が急速に悪くなっていくのか？」の項で説明いたします。

　そして**予後が良いグループほど腎機能が悪化し始めるまで長く、予後が比較的良いグループでは、腎機能が悪化し始めるまで、何と 15 年から 20 年かかっている**ことです。
　すなわち**予後が良いグループと悪いグループとの差は、腎機能が悪化し始めるまでの時間の長短**となります。

　ここで気をつけなければならないことは、仮に 20 年で悪化する可能性がある腎炎の場合、最初の 10 年はまず腎機能が悪化しないことです。一般的に患者さんは、115 頁のグラフのように、20 年で透析になる可能性があるグループと診断されたならば、10 年ではそこそこ悪くなっているはずと考えやすいことです。逆に 10 年全く大丈夫だった場合、自分は治ったか、透析にならないと考えて、治療中断などに陥ったり、来院や服薬がおろそかになったりして、結果として速く透析になってしまうリスクがあり、要注意です。

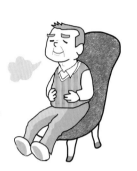

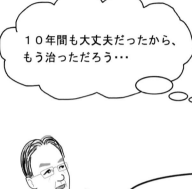

10年間も大丈夫だったから、もう治っただろう…

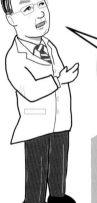

どのグループでも同じように**最後に腎機能が急速に悪くなって透析になる**

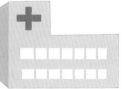

注意しよう！

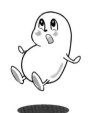

# クレアチニンが2を超えると 4年以内に透析になる？

　今のように良い治療がない時代の記録ですが、逆に言えば、治療しなければどうなるかを、昔の記録を例を使って説明いたします。

▶右のグラフをご覧ください。
　昔の基準である慢性腎不全のレベルである血清クレアチニン値（Cr）が2を超えた患者さんを集め、一人ひとりの経過を線で結んでいます。縦軸に腎機能、この場合血清クレアチニン値(Cr)は上から下に向って腎機能が低下していき、10前後で透析になっています。横軸に血清Cr値が2を超えたときからの経過月数を示したのが右のグラフです。

　このままではわかりづらいので、青の補助線をグラフに2本引きます。右端の青線の中にすべての例が入ります。グラフからはみ出す部分まで推測してみると、おおよそ120ヵ月すなわち **10年以内に全例透析** になっております。
　特に左側の青線の内側に多くの例が含まれていることが見てとれると思います。これは血清クレアチニンが2を超えると **多くの人が48ヵ月（4年）以内に透析になっていた** ことを示したものです。

　<u>注意していただきたいことは、今現在もそうだとは言っていません。</u>しっかりと治療を受ければずっと良い結果になりますし、逆に治療を受けなければこのようになる可能性が高いとも言えます。

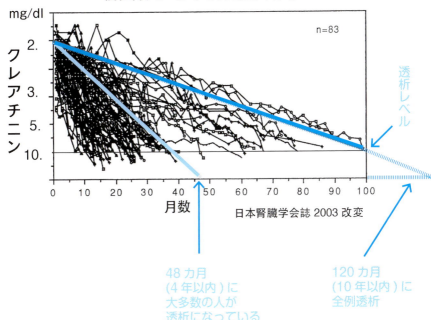

●コラム

## 腎生検のお話がでないとき

　腎臓病、特に初期は腎生検のところでお話ししたように基本的に腎生検をしないと「確定診断」はできません。腎炎の治療も疾患ごとで異なっており原則実施します。
　それでは、なぜ腎生検と言われなかったのでしょうか？
　理由は大きく４つあります。

●受診された施設が、**腎専門の医師がいない**ため、腎生検ができない場合。それでも疑わしい場合は、腎生検の経験が多い専門医を紹介していただきましょう！

●検査結果が、**腎炎のごく初期と推定され**腎生検を見合わせた場合。この場合はかかりつけの医師によく見ていただきタンパク尿血尿が増加してくれば、専門医を紹介していただきましょう。

●腎生検を実施しなくとも、**糖尿病性腎症**のように、明らかに疑わしい腎疾患の可能性が高い場合。

●腎生検前検査にて、**腎生検のリスクが高い**、もしくは、明らかに慢性腎不全が進行してしまって、腎生検の**結果がでても、治療効果が上がらないと判断**された場合。

　特に多いのが、最後の「明らかに慢性腎不全が進行してしまって、腎生検の結果が出ても、治療効果が上がらないと判断された場合」であり、この場合、腎炎特有の治療から慢性腎臓病を進行させない治療を行い、合併症の防止や透析に至らないための治療を中心に行います。

# 10章
# 腎臓の負担を減らせたらびっくりした結果が！

　9章にて、予後が良い群、悪い群に関わらず、どの群でも最後は急速に悪化していき、透析になっていった事実をご説明いたしました。この章では、どうして最後に急速に悪化して透析になるのかをご説明していきます。そして急速に悪化していく元凶が腎臓への負担急増にあることをお示しいたします。逆説的には、腎臓への負担を軽減できれば、びっくりするほどの効果が得られるはずということを共有していきたいと思います。その後、腎臓が悪くなることのまとめを行い、腎臓を守る対策につなげていきます。

# どうして最後に腎機能が急速に悪くなっていくのか？ ①

## 1．血清クレアチニン値と腎機能（GFR）との関係から

　腎機能検査の代表として**「血清クレアチニン」**と腎機能の指標として今一番正確であるとされている**イヌリンクリアランス**の図を4章51頁に示しました。これと9章116～117頁の代表的腎炎であるIgA腎症の悪くなり方の図を下に併記しましたが、この両グラフともに縦軸は血清クレアチニン値です。このグラフをひっくり返して見てくだされればかなり似ていることがおわかりと思います。すなわち腎機能は腎炎などの腎病変のため、着実に悪化していても、**血清クレアチニンの検査上の特性により**、<u>最後に急速に悪化しているように「見える」</u>ということです。

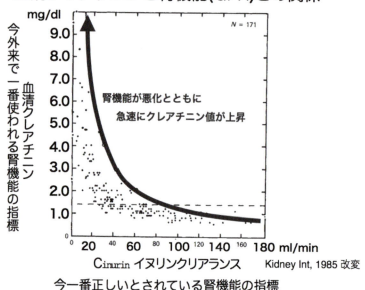

この血清クレアチニンの検査上の特性を説明いたしますと、まず真の腎機能が仮に1割下がると、腎臓はまるで残業のように1割仕事量を増やします。次に、2割真の腎機能が下がると、腎臓は同様に仕事量を2割増やします。

　そうすると「みかけ上の腎機能」を示す血清クレアチニン値は、体に残った老廃物の量をみているので一見悪化していないように「見える」のです。

　それでも、真の腎機能が3割、4割と落ちてくると、さすがに老廃物すべてを処理できなくなり、それを反映する血清クレアチニンは徐々に上昇し始めます。

　そして、余力のなくなった時点からどんどん老廃物がたまり始めて、血清クレアチニン値は、急速に上昇して、グラフのような結果となります。

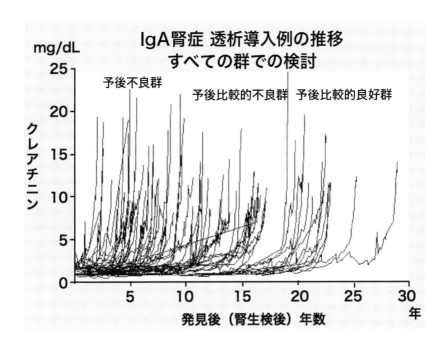

# どうして最後に腎機能が急速に悪くなっていくのか？ ②

## 2．悪くなるほど残る腎臓に急速に負担が増すから

**どうして最後に腎機能が急速に悪くなっていくのか？**

　その答えの1つは、検査法の限界により、血清クレアチニンを用いることにより、後半にどうしても急速に悪化する形に見えてしまう、逆にいうと腎機能障害初期ほど何もなかったように見えてしまうことを前の頁でお話ししました。

　もう1つの答えとして、実際に**腎臓の機能が悪くなるほど、残された腎臓に急速に負担が増すことにより、腎機能はさらに悪化する**事実があるからで、それを図を用いて説明いたします。

　右図のように正常腎機能の場合、仮に1人分の腎臓を10人の「腎臓君」が支えていて、10人の腎臓君で10個の老廃物を処理していたとします。そうすると、1人の腎臓君あたり1個の老廃物の担当となり、腎臓はゆったりと仕事ができて休む時間たっぷりで、仮に5時間労働とします。この状態では長い年月働いても、負担になりません。また加齢などにより腎機能が3分の2になっても、それでも8時間労働ですから、腎臓は命に影響を与えるほどには悪化せず、寿命を全うできます。

# どうして腎機能が最後に急に悪化するのか

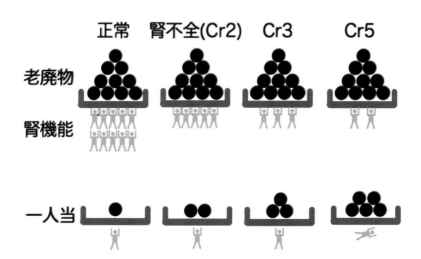

一方で、腎臓の機能が半分になる腎不全になったらどうでしょうか？クレアチニンの値は約2となり、120〜121頁で示したように、無治療で放っておけば、4年以内に8割の人が透析になる勘定です。それはどうしてでしょうか？

図のように、腎不全（Cr2）になると、腎機能はおおよそ半分となり、いままで10人の腎臓君で支えていたものが5人の腎臓君になります。すなわち10個の老廃物を5人の腎臓君で支えるため、1人の腎臓君あたり倍の2個になります。先ほど、仮に正常の仕事量を5時間としましたが、そうすると10時間働かなければならない計算になります。

人に当てはめると、通常勤務に残業2時間が毎日続くこととなり、長引けば相当疲労困憊となります。しばらくは頑張れますが、疲労が蓄積していき、1人2人と倒れていきます。そこで腎不全がさらに進み、腎機能3分の1となり、クレアチニンも3前後になりますと、図のように腎臓君1人あたり、老廃物が3個となり、仮の労働時間も15時間労働となります。人でも15時間労働は、限界に近いわけで、どんどん倒れていき、まもなく腎機能は5分の1、クレアチニン5前後に悪化します。そうしますと、腎臓君1人あたりの老廃物は5個となり、仮の労働時間も25時間となり、不眠不休の状態となります。そうするとよっぽど負担軽減しないかぎりあっという間に腎機能は0に近づき、透析になってしまうことが容易に想像できると思います。

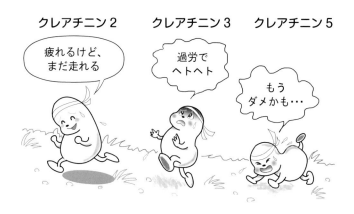

# もし腎臓の負担を減らせたら、びっくりした結果が！

　それでは、もしですが、腎臓の負担を半分にできたらどうなるかを127頁の図を用いて一緒に考えてみましょう。

　右下の図を見てください。腎臓の負担を半分にした場合、仮に腎不全（Cr2）となり、10人から5人分の腎臓君に減ってしまっても、老廃物も半分になるため、腎機能が半分になっても結果として負担感はあまり増えません。腎臓機能が3分の1になると、本来ですと急速に悪化する時期となりますが、老廃物の量が半分ならば、図のようにまだ腎臓君1人あたり2倍未満です。そして腎機能5分の1の約クレアチニン5前後になって、やっと腎臓君1人あたり2.5個の負担となり、腎機能の悪化は加速していきますが、通常の老廃物の量に比べて、まだ腎臓君の負担感は少なく、まだまだ頑張れるところです。

　このように**腎臓は老廃物の排泄を主要な仕事としている関係上、排泄物が少なければ、腎臓の過剰負担に伴う急速な腎機能悪化を免れたり軽減できること**になります。そして、腎臓にまつわるその他の悪化要因を取り除くことができれば、本来の原疾患の活動性に伴う悪化のみになり、腎機能の悪化をよりよく抑えることができます。**食事療法にてタンパク質を半減できれば腎臓はかなり長持ちします。**

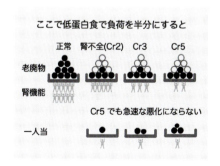

# どの食事が腎臓の負担になるのか？

　腎臓の負担をとると腎機能が悪化しづらいことを学びましたが、いったいどの食材が腎臓に悪いのでしょうか？

　下の図を見てください。食材は3大栄養素にて構成されています。それは、炭水化物（糖質）、脂質、タンパク質です。

　このうち**炭水化物（糖質）と脂質は幸いにも、体内で燃焼（代謝）されると水と二酸化炭素になります。**もちろん、水は無害ですし、二酸化炭素も肺がよっぽど悪くない限り、呼吸にて体外に排泄されますので問題はありません。

　残るはタンパク質ですが、**タンパク質が燃焼（代謝）されると、燃えかすとして尿素窒素（BUN）や尿酸（UA）に代表される窒素化合物が最終的に生成されます。これらの窒素化合物は、残念ながら腎臓からしか排泄されません。**すなわちこれらの窒素化合物を中心とした老廃物が腎臓の負担となるのです。そのため**腎臓の負担を軽くするためには、タンパク質の摂取をなるべく控える**ということになります。

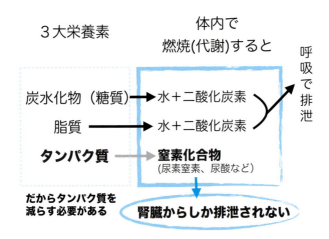

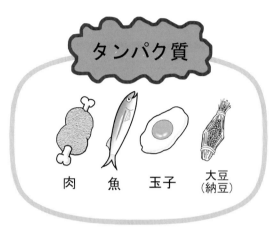

タンパク質
肉　魚　玉子　大豆(納豆)

燃えかす
(老廃物、窒素化合物)

腎臓からしか排泄されない
腎臓の負担

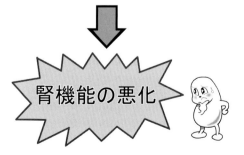

腎機能の悪化

# 腎臓の悪くなり方のまとめ

　腎機能が悪くなる過程は、基本的に、「**原疾患の活動性**」により腎機能の悪化スピードが決まります。

　下の図でⒶのように悪化すると思われがちですが、腎機能が悪くなり始めた腎機能が3分の2（約クレアチニン値1.4前後）〜腎機能が半分（約クレアチニン値2.0前後）からは、「原疾患の活動性」に「**タンパク質摂取から老廃物産生による腎臓への負荷**」が加わり悪化のスピードは加速し、Ⓑのようになります。さらに「**高血圧、糖尿病、感染などの腎機能悪化要因（後述）**」が加わるとⒸのように腎臓病の進行スピード（悪化）がより加速します。

　そのため、**タンパク制限食と腎機能悪化要因をさけることが重要**であることがおわかりかと思います。

　その他の腎臓への悪化要因は後ほどご説明いたします。

## 腎機能悪化要因が加わると悪化する

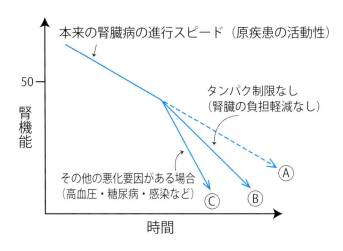

# 腎機能悪化因子とは何か？

　次頁に腎機能悪化因子を図にしました。これを見てみますと腎機能悪化因子は①＋②＋③で表すことができます。

　①　**最初に原疾患の進展悪化と加齢**があげられています。加齢による腎機能低下は万人に共通ですので、この項目は腎機能悪化因子の基本となります。

　②　**それに感染・脱水（下痢）なども重大な腎機能悪化因子**ですが、これらは好きでなるわけでなく、いわば偶発的；事故のように合併するものですので、これらは偶発的悪化因子として、仕方ない範疇に入るかと思われます。

　③　**そこにプラスされるのが、患者もしくは医師の要因による腎機能悪化因子**です。これらは、医師ならびに患者さん側の努力により、軽減できるものですので、なるべく理解して実践できるようにしましょう。
　患者要因の多くは、食事関係です。
　後で詳細にお話ししますが、**「体重増加」と「食事摂取不足によって一定スピード以上でやせてしまうこと」**です。
　その他、医師にも大きな責任がありますが、腎機能やタンパク尿増加に大きな影響を与える、**高血圧や糖尿病の悪化、高尿酸血症、腎性貧血を含む貧血の悪化はできるだけ防ぐべきこと**になります。

　155頁に、「慢性腎臓病　増悪因子番付」をつけました。
是非ともご参考にしていただければと思います。

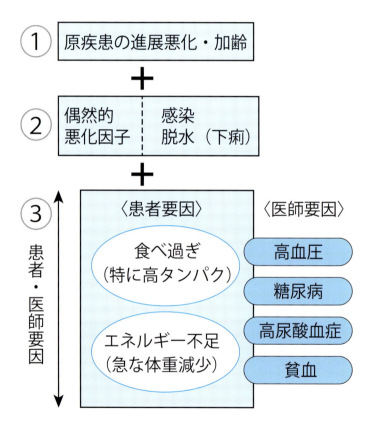

●コラム

# 効率よく血圧を上げるシステム

レニン・アルドステロン系（RAS系）

　下の図のように、血圧低下・体液量減少が起こると、腎臓に行く血流量が低下して腎臓にある傍糸球体装置からレニンが分泌され、結果として種々の経路①②③④をへて、アルドステロン分泌が増え、血圧が上がります。

　この系をもう少し詳しく説明します。①レニンが分泌され、アンジオテンシノーゲンから、②アンジオテンシンⅠが生成、さらにアンジオテンシン変換酵素（ACE）の働きにより③アンジオテンシンⅡ（ATⅡ）が生成されます。ATⅡは血管などのATⅡ受容体に結合して血管を収縮させて血圧を上昇させる一方で、副腎髄質に作用して④アルドステロンを分泌させます。アルドステロンは再び腎臓に作用してナトリウムの再吸収を亢進させて、体液量を増やしますので、さらに血圧を上昇させることになります。

**レニン・アルドステロン系（RAS）**

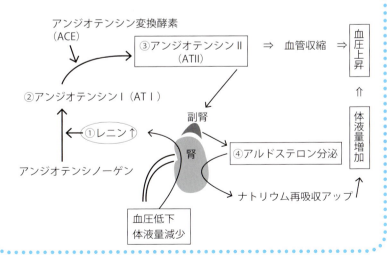

●コラム

# 何を食べたらいいんでしょうか？

　まず明日からどうするの？という方も少なくなく、以下のような指導をしています。（食事指導初級編）
　基本は、タンパク質と塩分を減らしつつ、体重を維持できるカロリーの摂取をすることですので、これらをわかりやすくかつ単純で飽きのこない食事はどうすべきかを考えたところ、朝をパン、昼を麺に固定することにより、夕食の自由度が得られ、わかりやすく継続しやすいことがわかりました。以下要点を説明します。
朝食は、パン食にしてマーガリンやジャムなどによりカロリーを確保します。ソーセージやベーコン、焼き魚などタンパク質の多いものは避けて、千切り水さらしキャベツのコールスローなどでバランスを取ります　缶詰フルーツや果汁が少ない甘めのジュース、ときに少量の目玉焼きなども良いでしょう
　昼食は、ズバリ麺類をいただきます。日本ほど麺類の充実している国はなく、毎日食べてもかなりバリーションが得られ外出時に最適です。夕食も困ったら麺で良いかもしれません。トッピングは、キツネ、たぬき、野菜の天ぷらなどでカロリーを取ります。ラーメンは要注意でスープは必ず残しましょう。
　夕食は、朝昼にて比較的タンパクが抑えられてますので、当初は家族と同じある程度自由な食事が頂けます。但し肉魚などは半分に抑え、カロリーのためご飯多めにします。
減塩ですが、味噌汁、漬け物、佃煮、梅干しをやめます。これだけで量や回数によりますが、2－3g減塩できることが多いです。

＊注意：上級編では、主食を低タンパク米やでんぷん米などにして、大幅にタンパクを減らす代わりに良質のタンパクを適量とるなど対応が大きく変わります。

# 11章
# 透析にならないために行うことは？

　この本の最終課題である、透析にならないために行うことをまとめました。
　1．食事療法（低タンパク食、減塩）
　2．血圧や血糖のコントロール、感染や脱水の防止
　3．尿タンパク1g以下にする
　4．腎不全の諸症状を改善
の4項目に分けて説明していきます。
　これらが実践できれば、少なくとも腎機能が悪化するスピードをゆっくりにできると思います。

## 透析にならないための対策

**解決方法 1**
腎臓への負担を減らす（食事療法）

**解決方法 2**
高血圧の是正・血糖管理・感染予防

**解決方法 3**
タンパク尿を 1g（できれば 0.5g）以下にする

**解決方法 4**
腎不全に伴う諸症状の改善（服薬注射など）

透析にならないための方策は、ずばり腎臓に良いことを行い、腎機能に悪影響のあるものを排除することです。上の図のようにその解決方法は4つあります。順次説明していきましょう。

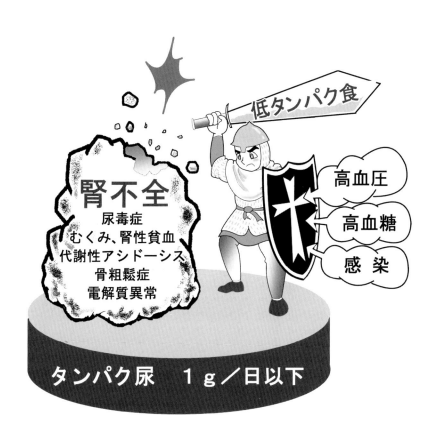

# 食事療法で何よりも重要なことは？

### 体重増加はもってのほか、でもやせすぎはもっとよくない

**食事療法で何よりも重要なことは、**

> 何よりも体重を変えないということ

　まず体重増加は避けましょう！　体重増加があるということは、運動不足やむくみの発生などの要因もありますが、**むくみの体重増加分を割り引けば、過食が基本にない限り体重増加は原則起こりません。**世の中の大多数の人は体重が変わっていないのですから、過食による体重増加をしないようにすることは、食事療法の基本中の基本で、食事療法以前の問題かもしれません。

　過食は**当然、高タンパク食や摂取過多による高血糖、糖尿病の悪化、そして高塩分による高血圧などを引き起こすため、重大な悪化要因になる**ことはよくおわかりかと思います。そのため、**いの一番に実行することは、体重を増やさないことです。**

　逆にエネルギー不足による「やせ・体重減少」は、ゆっくりとした適切な範囲での体重減少ならば、余分なエネルギーや体脂肪が燃焼するだけですので、全く問題がないばかりか、腎機能にも良い影響を与えます。しかしながら、一定範囲を超えるエネルギー不足による体のやせは、体脂肪の燃焼だけではなく、骨格筋などの燃焼につながります。その結果、有用な体の筋肉などの崩壊だけに留まらず、筋肉が燃焼されて出てくる有害な窒素化合物が体内に発生するため100％吸収されて深刻な腎機能障害を引き起こします。そのため、**過食は当然ですが、急激にやせていくようなエネルギー不足は腎機能の悪化をもたらすので、絶対に避けるべきことです。**

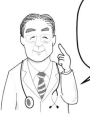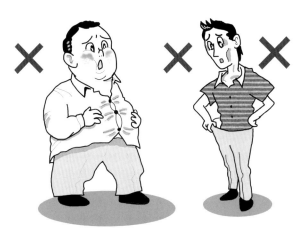

このため最初に行うことは、週に最低2回**決まった日に体重測定をして、体重が変わらないように食事量全体をコントロールする**ことです。

　体重が増えていくようであれば、食事摂取エネルギー量が多いばかりでなく、必ずタンパク質摂取と塩分摂取が増えていると思ってください。もちろん**病気その他で急にやせてしまった方は別です**。筋肉を付けていくために、**減ってしまった体重をゆっくり月1kg以内で増やすことはかまいません**。急に体重を増やすと、筋肉合成能力以上のタンパク質摂取となり、老廃物が増え、腎機能を痛めますので気をつけましょう！やせていく場合、エネルギー不足が主です。具体的には別の機会に説明しますので、それまで具体的な補充方法は栄養士さんと相談しましょう。

### 食事療法　重要原則1

**食事療法で何よりも重要なことは体重を変えないことです。**
**（体重維持に適切なカロリーを維持する）**
週に最低2回決まった日に体重測定をして、食事量全体をコントロールしましょう。

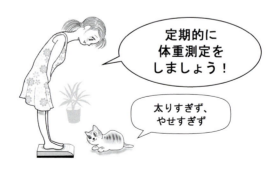

定期的に体重測定をしましょう！

太りすぎず、やせすぎず

## 対策1　食事療法

どこまでの低タンパク食を行うか？

> 1．食事療法で何よりも重要なことは、体重を変えないということ：
> 決して体重を増やさない、しかし急な体重減少はさらにいけない。
> （体重維持に適切なカロリーを維持する）

　これは、今までお話ししたように食事療法の原則です（142頁参照）。この上で、腎臓に負荷となるタンパク質をなるべくとらないことが次の原則になります。

> 2．体重減少をしない範囲で、タンパク質摂取を減らす。
> タンパク質を抑えた分、糖質脂質などでカロリーを補うこと。

　これが2番目の原則です。タンパク質摂取は上記の範囲内で減らせるだけ減らせれば腎保護効果があることはわかっています。具体的な方法や効果についての説明は、別の機会に譲るとして、一応の目安に日本腎臓学会作成の「エビデンスに基づくCKD診療ガイドライン2013」がありますので、それを引用して説明いたします。
　**標準的治療としてタンパク質制限は、0.6-0.8g/kg 標準体重／日 とされています**。標準体重とは、健康な人間の性別・年齢別・身長別の標準的な体重をいいます。仮に標準体重60kgの場合、36 - 48g／日となります。

　実際は一人ひとりの体重、年齢、体格などに合わせた目標設定が必要となります。目標は主治医と相談して、ときに段階的に目標設定を変えていくことなども必要になってきます。まずは、体重を変えないで、タンパク質を減らしていくことから始めることがよろしいかと思います。

## 食事療法　重要原則2

可能な範囲で、タンパク質を減らすことが腎保護につながる。
　そして減らしたタンパク質に相当するカロリーを糖質・脂質にて補うこと。ただし太っている方は別で適度の体重減少（脂肪の低下）が望ましい。

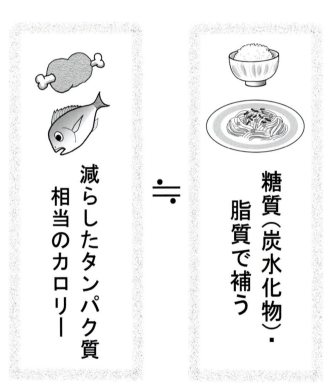

減らしたタンパク質相当のカロリー ≒ 糖質（炭水化物）・脂質で補う

　糖質（炭水化物）・脂質の補い方が具体的にわからない方は、栄養士さんと相談するのが良いでしょう。

# 減塩の重要性

　減塩といえば、高血圧という印象をお持ちと思います。それはそれで正しいことですが、腎臓病、特に腎機能が低下してきた場合は、**塩分の摂り過ぎは高血圧に加えて、浮腫（むくみ）や塩を腎臓から排泄する際に腎臓に負担がかかり更なる腎機能低下を引き起こす**と考えられています。

　また腎臓から離れますが、塩分の摂り過ぎは胃癌や骨粗鬆症のリスク因子とも考えられています。そのためまとめますと、

> **塩分摂り過ぎで高まるリスク**
> 1. 高血圧
> 2. 浮腫（むくみ）
> 3. 腎機能低下
> 4. 胃癌や骨粗鬆症

　塩分摂取の目安はどこにあるのでしょうか？　ここではガイドラインより6g/日を目安に減塩するように求められていますが、なかなか実施がむずかしいかと思います。まずは今までの塩分摂取量を確認の上、少しずつ近づけていく努力をしていきましょう！

　**体重を変えないで、タンパク質を減らしていき、お味噌汁や漬け物、つくだ煮、梅干しなどを抜くことなどから始めることがよろしいかと思います。**これだけでも量や回数によりますが、2〜3gは減るかと思います。

# 対策2-1　降圧の重要性

## 慢性腎臓病での高血圧の降圧目標は？

|  | 診察室血圧 | 家庭血圧 |
|---|---|---|
| 若年、中年、前期高齢者患者 | 140/90mmHg未満 | 135/85mmHg以上 |
| 後期高齢者患者 | 150/90mmHg未満（忍容性があれば140/90mmHg未満） | 145/85mmHg未満（目安）（忍容性があれば135/85mmHg未満） |
| 糖尿病患者 | 130/80mmHg未満 | 125/75mmHg未満 |
| CKD患者（蛋白尿陽性） | 130/80mmHg未満 | 125/75mmHg未満（目安） |
| 脳血管障害患者<br>冠動脈疾患患者 | 140/90mmHg未満 | 135/85mmHg未満（目安） |

※140/90mmHg未満とは、収縮期血圧140mmHg未満または拡張期血圧90mmHg未満

　上に日本高血圧学会による治療ガイドライン2014による高血圧の降圧目標を記しました。

　上から4番目を見ていただくとCKD患者（蛋白尿陽性）と記載がありますが、これは腎炎を含む慢性腎臓病患者のことで、上記より、**慢性腎臓病患者さんは、診察室血圧130/80mmHg未満、家庭血圧ではさらに-5mmHg低い125/75mmHg未満が推奨**されております。この中で、6g以下の減塩、減量、運動、節酒に効果があることがわかっております。

　さらに、右の表のように、慢性腎臓病でタンパク尿陽性、糖尿病、メタボリック症候群では、アンジオテンシンⅡ受容体拮抗薬（ARB）やアンジオテンシン変換酵素阻害薬（ACEⅠ）が第一選択となっています。これらの薬剤を中心として目標まで血圧をコントロールしていくことになります。

## 慢性腎臓病関連疾患の降圧薬の積極的適応

| | アンジオテンシンⅡ受容体拮抗薬（ARB）アンジオテンシン変換酵素阻害薬（ACEⅠ） | カルシウム拮抗薬 | サイアザイド利尿薬 |
|---|:---:|:---:|:---:|
| 慢性腎臓病 | | | |
| 　タンパク尿　− | ● | ● | ● |
| 　タンパク尿　＋ | ● | | |
| 糖尿病 | ● | | |
| メタボリック症候群 | ● | | |

高血圧治療ガイドライン 2014

　慢性腎臓病関連疾患の積極的適応を高血圧治療ガイドライン 2014 より改変引用しましたが、上記の積極的適応の薬剤を患者さん個々の状況に合わせて処方していきます。もちろん 1 剤で目的血圧に到達することは難しく、原則上記 3 種類の薬剤を組み合わせていきます。

　それでも目的血圧に達しない治療抵抗性高血圧症の患者さんには、目標血圧をめざして、アルドステロン拮抗薬や交感神経抑制薬、その他を組み合わせて処方していきます。

# 対策2-2
# 血糖コントロールの重要性

　高血糖を放置しておくと、**高血糖による糖毒性のため糸球体の血管と糸球体基底膜が障害されて、本来ならばろ過されないはずの血液中のタンパクが、糸球体基底膜（ふるい）を通り抜けてタンパク尿として排出される**ようになります。また**タンパク尿はさらに尿細管を痛めつける**ことも知られていますので、**高血糖が長く続くと、糸球体の障害が進行することにより糸球体の硬化が始まり、いわゆる糖尿病性腎症を発症します。**このため腎障害の進展を抑制するためには、血糖のコントロールが重要です。

　下記のグラフのように、**透析になる原疾患の第一は、糖尿病性腎症**であり、この対策が急務であることはおわかりになるかと思います。糖尿病から糖尿病性腎症の進展を抑止し、さらに腎性悪化防止については、これだけで1冊の本になるほどですので、別の機会に譲りたいと思いますが、主たる対策はこの本に書いてありますので、それを着実に実施するように心がけてください。

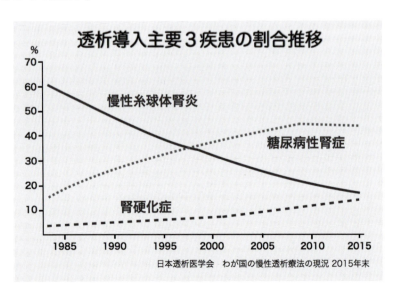

# 対策2−3
# 感染、脱水は、腎臓の悪化因子

　次の頁のように、わかっているものだけでも**感染により腎障害をきたす病態は多く、広義の感染性腎症**ともいわれています。腎機能障害に感染が合併すると、脱水などに加えて次頁に記したようなさまざまな免疫的異常が加わり悪化することが多く、要注意です。

　軽度な例をあげると、いわゆる「風邪症候群」の合併時でも感染中にタンパク尿が認められることはよく知られております。感染症合併時には、2、3日以内に軽快しない場合、腎機能障害増悪の可能性もあり、少なくとも脱水にならないように管理しながら、早期に感染の治癒を目指すべきです。4日目には医療機関への受診をおすすめしています。

**腎障害を起こす菌、ウイルスはいっぱいある**

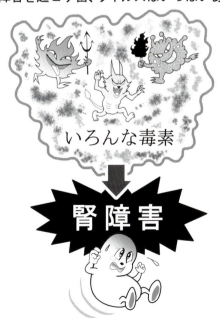

## 感染症と腎障害

| 感染症 | 腎障害の原因 | 惹起された腎炎 |
|---|---|---|
| A群β溶血性連鎖球菌 | 免疫複合体 | 溶連菌感染後糸球体腎炎 |
| 溶連菌など | 免疫複合体 | C3腎症 |
| MRSA<br>メチシリン耐性黄色ブドウ球菌 | スーパー抗原<br>免疫複合体 | MRSA腎症<br>尿細管間質障害 |
| B型肝炎ウイルス | 免疫複合体 | 膜性増殖性糸球体腎炎<br>小児:膜性腎症 |
| C型肝炎ウイルス | クリオグロブリン<br>免疫複合体 | 膜性増殖性糸球体腎炎<br>膜性腎症 |
| HIVウイルス | 免疫複合体 | 巣状糸球体硬化症<br>膜性増殖性糸球体腎炎 |
| パルボウイルスB19 | 免疫複合体 | メサンギウム増殖性腎炎 |
| 不詳 | 免疫複合体 | IgA腎症<br>紫斑病性腎炎(IgA血管炎) |
| 感染性心内膜炎 | 免疫複合体 | 管内増殖性糸球体腎炎 |
| シャント腎炎:ブドウ球菌等 | 免疫複合体 | 膜性増殖性糸球体腎炎 |
| 深部膿瘍:種々の菌の持続感染 | 免疫複合体 | 急速進行性糸球体腎炎 |

# 対策3
# 尿タンパクを1g以下にする重要性

### 食事療法、降圧療法などにより尿タンパクを減らすことは可能

　下の図を見てください、沖縄県のデータですが、横軸に健診からの年数、縦軸に透析になった割合を示しています。健診にて指摘されたタンパク尿の程度により、タンパク尿が多いほど透析になる割合が高く、特に尿タンパク2＋、これはおおよそ0.5-1.0g/日前後くらいになりますが、そこから急速に増加してることがわかります。

　タンパク尿が多いほど透析導入が多い、すなわち腎機能が悪化する理由については、ネフローゼ症候群の項（91頁）でお話ししたように、**タンパク質が腎の糸球体基底膜（ふるい）を通過するごとにふるいを破壊**するためです。その他、タンパク質が尿細管を通過するとそこでまた尿細管障害を引き起こすなど、出てはいけないタンパク質が出ることによる障害が腎機能障害を悪化させる元凶になっていることがわかっております。そのため**尿タンパク1g/日できれば0.5g/日以下にするように、お薬を服用したり、血圧を下げたり、タンパク質制限することが重要**になってきます。

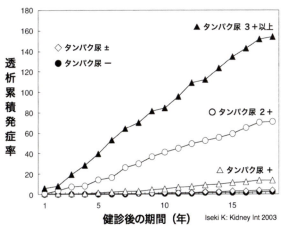

健診時のタンパク尿の程度別の末期腎不全（透析）累積発症率

## 食事療法、降圧療法などにより尿タンパクを減らすことは可能

　日本腎臓学会から出ている、CKD 診療ガイド 2012 に CKD ステージ分類があります。タンパク尿を 0.15 未満、0.15-0.49、0.50 以上の 3 つに分類し、ここでも 0.5g/ 日が重要度の基準となっています。可能であれば、0.5g/ 日以下になるようにしたいものです。

### CKDステージ分類　CKD診療ガイド2012

| GFR区分 (mL/分/1.73㎡) | | 蛋白尿区分 尿蛋白定量 (g/日) 尿蛋白/Cr比 (g/gCr) | A1 正常 0.15 未満 | A2 軽度蛋白尿 0.15～0.49 | A3 高度蛋白尿 0.50 以上 |
|---|---|---|---|---|---|
| G1 | 正常又は高値 | ≧90 | 緑 | 黄 | 橙 |
| G2 | 正常又は軽度低下 | 60～89 | 緑 | 黄 | 橙 |
| G3a | 軽度～中等度低下 | 45～59 | 黄 | 橙 | 赤 |
| G3b | 中等度～高度低下 | 30～44 | 橙 | 赤 | 赤 |
| G4 | 高度低下 | 15～29 | 赤 | 赤 | 赤 |
| G5 | 末期腎不全 (ESKD) | <15 | 赤 | 赤 | 赤 |

→ 37 頁 CKD ステージ分類参照

**タンパク尿が多いほど、腎臓のダメージは強い**

# 対策4
# 腎不全に伴う諸症状の改善

　最後になりますが、腎不全に伴う諸症状を改善することが、透析導入を遅らせるばかりでなく、腎不全が末期になっても種々の辛い症状が抑えられることがわかっております。このため病気の種類や個人差がありますが、我々は腎不全に伴う諸症状に一つひとつ丁寧に対応していきます。下の図は、腎不全の症状のまとめの項（112頁）で説明したものを治療に置き換えたものです。

　具体的には、尿毒症に対しては、低タンパク食、そして活性炭の投与がなされます。このようにしてそれぞれ、むくみ、電解質バランス異常、体液酸性化、高血圧、骨粗鬆症、貧血など、図にあるような治療法を行って透析導入をしっかりと遅らせます。

## 慢性腎不全の治療
治療で透析を遅らせるだけでなく、症状が透析まででづらい

| | | |
|---|---|---|
| 1 | 老廃物の排泄 | → 低たんぱく食　活性炭 |
| 2 | 水分（体液量）の調節 | → 減塩　利尿剤 |
| 3 | 電解質の調節 | → カリウム$^+$交換樹脂　リン低下薬 |
| 4 | 酸・アルカリの調節 | → 低たんぱく食　重曹 |
| 5 | 血圧の調節 | → 降圧薬 |
| 6 | カルシウム代謝 | → ビタミンD　Ca剤 |
| 7 | 赤血球の生成 | → ESA製剤　鉄剤 |

# 透析療法は劇的に進歩をとげだが まだ完全ではない

　長く診療をしていると、皆さま方の中から、「面倒くさい治療はほどほどにして透析になった方が気楽だ」という「声」をいまでも聞くことがあります。確かに透析になることは、死に直結はしていません。透析になっても30有余年お元気で暮らしている方も確かにいらっしゃいます。いわゆる「人工腎臓」と称されている「血液透析」は、長足の勢いで進歩している治療法ですが、残念ながら対応できないところがあります。下の図を見てください。

### 慢性腎不全の治療

| | | | |
|---|---|---|---|
| 1 | 老廃物の排泄 | → | 低たんぱく食　活性炭 |
| 2 | 水分（体液量）の調節 | → | 減塩　利尿剤 |
| 3 | 電解質の調節 | → | カリウム$^+$交換樹脂<br>リン低下薬 |
| 4 | 酸・アルカリの調節 | → | 低たんぱく食　重曹 |
| 5 | 血圧の調節 | → | 降圧薬 |
| 6 | カルシウム代謝 | → | ビタミンD　Ca剤 |
| 7 | 赤血球の生成 | → | ESA製剤　鉄剤 |

（5〜7：透析でまだ完全に治せない部分）

　上の4項目は、完全ではありませんが、透析で対応できます。しかし後半の3項目、これは、腎臓の進化の項（95〜101頁）でご説明したように、ヒトの進化に合わせて対応してきたもののため、高血圧、骨粗鬆症（カルシウム・リン代謝）そして腎性貧血に対しては、透析導入後も原則十分には治せませんので、しっかりとした対応が必要になることをご理解していただければと思います。

# 慢性腎臓病　増悪因子番付

　腎臓病増悪因子を相撲の番付にならい、わかりやすいように患者さん側（生活での改善点）と医療関係者側に（病名）に分けて記載しました。

| 主に患者側　東 | | 西　主に医師側 |
|---|---|---|
| 高タンパク食<br>高血糖（糖尿病） | 横綱 | 高血圧<br>1g以上の蛋白尿 |
| 塩分摂取過多<br>脱水 | 大関 | 貧血<br>アシドーシス（体液酸性化） |
| 肥満<br>過度のやせ（エネルギー不足） | 関脇 | 心不全<br>高リン血症 |
| 感染 | 小結 | 高尿酸血症 |
| 鎮痛剤などの薬剤<br>喫煙<br>過度の運動 | 前頭 | 睡眠時無呼吸症候群 |
| 高カリウム血症 | 別格 | |

# おわりに

　ここまでお付き合いありがとうございます。腎臓病と言われてから腎臓病悪化防止まで、気になるテーマの1つからでも読み進められるように書かせていただきました。ひととおり読んでいただいて感想はいかかでしょうか？

　ここまでくると「腎臓病のことはよくわかった！」という方と「知れば知るほどわからないことが増えた」という方がいらっしゃると思います。どちらも正しい認識かと思います。本書は、腎臓病が難解なため、よくわからない、イメージがつかないという人が大多数であったため、「腎臓病をよく知りともに闘っていく本」というテーマで書かせていただきました。この本の内容を理解していただければ立派な「腎臓病患者」として通用するものと信じております。
　一方で腎臓病の奥は深く、かくいう私も、この道30有余年となった今でも新しい発見をして、診療に講演に生かしているのが現状です。そういう観点からは、2番目の「知れば知るほどわからないことが増えた」ということもまた正しい反応と思います。今後この本に続いて、より実践的でわかりやすく、役立つ本を検討しておりますのでご期待ください。

　最後に「慢性腎臓病　増悪因子番付」を155頁に載せました。左側の項目は、皆さま方が努力したり気をつけたりするだけで大きく変わるところですので、どこかに貼っておくなどして日々気をつけてください。それでは、「腎臓病をよく知りともに闘っていく本」としてお役に立てることを願い、皆さま方の健康を願ってこの本を一旦閉じさせていただきます。

著者
## 岩崎　滋樹　いわさき　しげき

腎臓内科一筋30年以上の臨床経験を持ち、進歩著しい腎臓病治療の第一線で臨床のかたわら、手間のかかる食事療法を医療に組み込む一方、患者さん向けの講習会で好評を博している。

〈略歴・資格〉
1983年　昭和大学医学部卒　昭和大学藤が丘病院　内科
1992-94年 米国バンダービルト大学小児腎臓科　リサーチフェロー
1996年　昭和大学医学部腎臓内科　専任講師
2007年-2014年　聖隷福祉事業団　聖隷横浜病院　病院長
2007年-2015年　千葉大学医学部　臨床教授
2013年-　昭和大学医学部　腎臓内科学　客員教授（現在に至る）
2015年-　横浜市立市民病院　腎臓内科長・部長（現在に至る）
2017年-　慶應義塾大学医学部　客員講師（現在に至る）
2018年-　横浜市立市民病院　病院長補佐（兼任）

医学博士
日本内科学会　認定内科医　指導医
日本腎臓学会　専門医・指導医・評議員
日本透析医学会　専門医・指導医
日本高血圧学会　専門医・指導医
日本医師会認定　産業医

桜の花出版既刊

## 幸せな人生を歩むために、最善を選ぶために、名医を選ぼう！

# 国民のための名医ランキング

いざという時の頼れる医師ガイド　全国名医1045人厳選

A5判並製 542頁　定価2,530円(本体＋税10%)

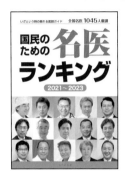

掲載医師は同分野医師や患者からの評価、治療実績、取材などから選定しました。日常の気になる症状を軽微なうちに対処してくれる身近な内科良医から、命に関わる各分野の名医を厳選・掲載。

本書は、患者視点の本であり、医師をランキングする画期的なものです。掲載する医師は臨床・治療の第一線にいることを条件としています。癌、心疾患、脳卒中など手術が必要な病気から生活習慣病、認知症、眼、耳、整形外科、感染症など全身の病気、全34分野を扱っています。今すぐに治療を始めなければいけないという方、更に慢性的な病気で長期にかかる医師を探している方にも大きな支えとなってくれます。また現在は特に病気はないという方も対象にしています。最初から名医良医を選んで良い人生にしましょう！
ただの医師紹介の本ではありません。あなたらしく、いかに生き、いかに死ぬかを真正面から取り上げた本です。本書を読めば、これまでの人生観がきっと変わるでしょう。

## 細胞美人になるコツ集めました

新書判　定価1,298円(本体＋税10%)

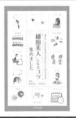

「細胞美人」＝体の奥からキレイに・健康に！健康の基礎をつくる「酵素」「ビタミン」「ミネラル」「ホルモン」「睡眠」「座りすぎ解消」について、しくみから楽しく分かる一冊です。

## 眠るだけで病気は治る！

新書判　定価979円(本体＋税10%)

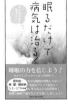

睡眠時間が人生を決定する！最適な睡眠で豊かな人生を過ごしましょう!!　巷に溢れる情報と最新研究のポイントをまとめました。20分で理解でき、今日から実践できる。

―――――― 桜の花出版既刊 ――――――

## ◆希望の最新医療 （桜の花出版取材班　定価869円(本体＋税10%)）

### スペシャリストによる最新治療のご紹介

『奇跡の放射線治療』脳腫瘍・頭頸部癌・肺癌・乳癌・食道癌・肝細胞癌・膵臓癌・前立腺癌・子宮頸癌・悪性リンパ腫 ほか

全身麻酔で臓器を切る外科手術の時代は終わった。切らずに癌を治したい人必読！　副作用、身体への負担が圧倒的に少ないIMRT放射線治療が患者の身体と心を救う！（新書判128頁）

『安心の脳動脈瘤治療』手術をしないカテーテル治療の最前線！

身体への負担が少ないカテーテル治療。開頭せずに安全に脳動脈瘤が治療可能に！　これからは短時間で治せる新たな時代へと向かう！　開頭手術と比べた利点も明瞭に。（新書判144頁）

『期待の膵臓癌治療』手術困難な癌をナノナイフで撃退する！

千代の富士はじめ、多くの人が、発見された時には余命一年と宣告される膵臓癌。その難攻不落の膵臓癌にも、光が見えてきた！　切除不能と言われてもあきらめるな！（新書判140頁）

『信頼の腰痛・脊椎治療』寝たきりリスク『ロコモティブシンドローム』を回避する！

寿命は筋肉量で決まる！　寝たきりリスクを回避するノルディックウォーキングを紹介。個人で骨盤と背骨のバランスは違う、優れた脊椎整形外科医は、その差を見極める！（新書判128頁）

『第一の肺癌治療』早期発見・チーム医療・ロボット手術・肺移植・話題の新薬まで

肺癌は日本人に最も多い癌で、病期は癌の大きさ、リンパ節転移、遠隔転移の3つで総合的に判断され、とても複雑。医学の進歩に伴い、肺癌治療法の選択肢が益々広がる。（新書判128頁）

『救いの総合診療医』新・総合診療専門医が日本の医療を変える！

日本の医療改革。高齢化社会と医療費高騰の問題を解決するには総合診療医の育成が鍵。様々な身体や心の問題を見極め診療する総合診療医が、あなたの苦悩を解消する！（新書判176頁）

## 腎臓病をよく知り
ともに闘っていく本

| | | |
|---|---|---|
| 2018 年 | 4 月 1 7 日 | 初版第 1 刷発行 |
| 2021 年 | 7 月 1 日 | 初版第 4 刷発行 |

著　者　　岩崎滋樹

発行者　　山口春嶽

発行所　　桜の花出版株式会社
　　　　　〒194-0021　東京都町田市中町1-12-16-401
　　　　　電話 042-785-4442

発売元　　株式会社星雲社
　　　　　〒112-0005　東京都文京区水道1-3-30
　　　　　電話 03-3868-3275

印刷・製本　　亜細亜印刷株式会社

本書の内容の一部あるいは全部を無断で複写（コピー）することは、著作権上認められている場合を除き、禁じられています。
万一、落丁、乱丁本がありましたらお取り替え致します。

©Iwasaki Shigeki.　2018　Printed in Japan
ISBN978-4-434-24511-4 C0077

カバーデザイン：ARAKAWA T　カバーイラスト：PIXTA（ピクスタ）
本文イラスト写真：PIXTA・©Can Stock Photo Inc./focalpoint/・かざみん